伊问医答 乳腺癌

魏洪亮 李 信 著

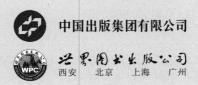

中国出版集团有限公司

世界图书出版公司
西安 北京 上海 广州

图书在版编目（CIP）数据

伊问医答乳腺癌 / 魏洪亮，李信著 . —西安：世界图书出版西安有限公司，2023.10

ISBN 978-7-5192-9033-7

Ⅰ.①伊… Ⅱ.①魏…②李… Ⅲ.①乳腺癌—防治—问题解答 Ⅳ.① R737.9-44

中国国家版本馆 CIP 数据核字（2023）第 195483 号

书　　名	**伊问医答乳腺癌** YIWEN YIDA RUXIANAI
著　　者	魏洪亮　李　信
责任编辑	杨　莉
装帧设计	新纪元文化传播
内文插图	康　芳
出版发行	**世界图书出版西安有限公司**
地　　址	西安市雁塔区曲江新区汇新路 355 号
邮　　编	710065
电　　话	029-87214941　029-87233647（市场营销部） 029-87234767（总编室）
网　　址	http://www.wpcxa.com
邮　　箱	xast@wpcxa.com
经　　销	新华书店
印　　刷	西安雁展印务有限公司
开　　本	880mm×1230mm　　1/32
印　　张	7.5
字　　数	168 千字
版次印次	2023 年 10 月第 1 版　2023 年 10 月第 1 次印刷
国际书号	ISBN 978-7-5192-9033-7
定　　价	68.00 元

医学投稿　xastyx@163.com　‖　029-87279745　029-87285296

☆如有印装错误，请寄回本公司更换☆

致读者

也许你从来也不曾想过，有一天，一张纸改变了自己和家人的生活——"乳腺癌"这个词突然闯入了你的世界。从得知患有乳腺癌的那一刻起，可能原来的生活已经离你远去，寻医问药、就诊挂号、手术化疗……这些曾经遥远的东西仿佛变成了接下来人生的主要任务。作为医生，我们知道你可能不安，可能惶恐，可能愤怒，痛斥命运的不公，可能因为高昂的治疗费用和复杂的治疗过程而痛苦彷徨。我们也知道，你曾想过放弃，可能是不想给所爱的人增加太多负担，可能是看不到治愈的希望……你的痛苦，既来自身体，也来自心理，这些我们都知道。作为医生，我们不仅想治疗你身体上的病痛，更想抚平你心灵上的创伤。

其实，我们想告诉你的是，无论生活怎样为难我们，希望你能保持清醒，保持乐观与勇敢，希望一直都在。岁月漫漫，谁也无法预知未来会发生什么。是的，如今的你多了病痛，多了治疗的负担，但你还多了家人的关心和陪伴，多了我们这些"白衣战士"的守护。

也许你觉得岁月未曾宽宏，诸事惹人生厌，但你仔细看看那些正在与病魔斗争的病友，他们充满了与苦难针锋相对的果敢与热忱！就像向日葵即使看不到太阳也会开放，生活即使看不到希望我们也要坚持。即使太阳会下山，会留给我们黑暗，但黑夜里也会有月亮和星光帮我们照亮行程。你看，其实一切并没有你想象得那么难以忍受。

所以，别慌！想想你的家人、朋友，他们一直都在无条件地支持着你，每个人都不是一座孤岛，那些从远方发射出来的点点星光，当你努力去回应时，它就连成了一片美丽的银河。也许与病魔抗争的路并不好走，布满荆棘也好，泥泞不堪也罢，即使走得慢、步子小，只要是在往前走就是进步。王维说："行到水穷处，坐看云起时。"当你感觉快挺不住的时候，磨难也挺不住了。

我们知道你会说："这很难！"是啊，确实很难，但你要清楚，苦难总会过去的。你觉得很"煎熬"，可是，恰恰"煎"和"熬"都是获得"美味"的过程。哦，对了，还有"加油"也是。

所以，加油！请相信爱的力量，它可以给你带来希望，即使只有你一个人独自与病魔抗争，也要爱自己，让自己变得勇敢和坚强。因为，我们一直都在！

魏洪亮　李信

目 录

基础篇 —— 知己知彼

什么是乳腺癌？ /3

为何会得乳腺癌？ /4

为何乳腺癌包块按压不疼？ /6

如何区分早期和晚期乳腺癌？ /8

乳腺癌的高、中、低分化是什么意思？ /9

乳腺癌分为哪几类？ /10

什么是乳腺癌的类型？ /11

什么是乳腺癌的分期？ /14

什么是乳腺癌的分级？ /16

什么是乳腺癌的 PAM50 分型？ /17

什么是乳腺原位癌？ /18

乳腺导管内癌是原位癌吗？ /19

什么是浸润性乳腺癌？ /20

浸润性乳腺癌严重么？ /21

浸润性乳腺癌容易复发吗？ /22

乳腺导管原位癌伴微浸润患者的生存率如何？ /23

乳腺小管癌是"幸运癌"吗？ /24

如何治疗三阴性乳腺癌？ /25

如何治疗"三阳性"乳腺癌？ /26

什么是乳腺交界性叶状肿瘤？ /27

如何确诊乳腺癌？ /28

什么是乳腺穿刺活检？ /30

哪些情况需要做乳腺穿刺活检？ /32

乳腺穿刺是否会刺激结节长大？ /33

乳腺穿刺活检的流程是什么？ /34

乳腺癌诊治相关的化验和检查有哪些？ /35

哪些情况需要做乳腺磁共振检查？ /38

乳腺钼靶检查结果 4b 是什么意思？ /39

什么是乳腺结节？ /40

乳腺结节 BI-RADS 分类是什么意思？ /42

哪些患者需要做乳腺癌 21 基因和 70 基因检测？ /44

ER 强阳性 90% 是什么意思？ /46

Her-2 阳性乳腺癌患者最多能活几年？ /47

Her-2 几个"+"是阳性？ /48

如何治疗乳腺癌？ /49

第一部分　手术治疗

什么是保乳手术和乳房全切术？ /53

什么是腋窝淋巴结和前哨淋巴结？ /55

何时需要做腋窝淋巴结清扫？ /56

手术前患者准备有哪些？ /57

手术当天和手术过程中家属需要做什么？ /58

乳腺切除手术用时多长？ /59

乳腺癌改良根治术后多久拆线？ /60

治疗篇——勇敢抗击

手术后积液多久可以吸收？ /61

手术后患者的锁骨上结节是什么？ /62

手术后前几天患者和家属要注意什么？ /63

手术后如何进行康复锻炼？ /64

手术后如何注意饮食？ /66

手术后为何会发生上肢水肿？ /68

如何进行手术后抗疤治疗？ /71

手术后一定会失去乳房吗？ /72

乳房全切术后后悔了怎么办？ /73

哪些情况可以选择乳房重建手术？ /75

植入乳房假体是否会增加乳腺癌的复发风险？ /77

乳房假体植入术后两侧乳房不对称怎么办？ /78

如何选择佩戴义乳？ /79

第二部分 化 疗

什么是化疗？ /82

化疗过程是怎样的？ /83

化疗后肿瘤为何会变小？ /85

肿瘤没有扩散和转移还需要化疗吗？ /86

化疗期间患者需要注意什么？ /87

进口和国产化疗药物的区别是什么？ /89

化疗药物的常见副作用有哪些？ /90

化疗不良反应的应对方法有哪些？ /93

什么是新辅助化疗？ /96

什么是新辅助化疗的 MP 分级？ /98

新辅助化疗后未达到 pCR 怎么办？ /99

不同化疗药物对血常规的影响是什么？ /100

乳腺癌患者第一次化疗后多久会有反应？ /102

需要化疗 8 次说明病情很严重么？ /104

手术后两个月才开始化疗迟不迟？ /105

化疗为什么会导致手脚溃烂？ /106

化疗后发热是危险信号吗？ /107

第几次化疗最难熬？ /109

使用"升白针"会有什么不良反应？ /111

化疗后还需要放疗说明病情严重吗？ /112

肿瘤复发后化疗还有效果吗？ /113

已发生转移的患者需要终身化疗吗？ /114

第三部分　靶向治疗

什么是靶向治疗？ /116

常用靶向治疗药物的副作用有哪些？ /117

靶向治疗对晚期乳腺癌还有效果吗？ /118

CDK4/6 抑制剂需要服用多久？ /119

Her-2+++ 乳腺癌的靶向治疗效果如何？ /120

第四部分　放　疗

什么是放疗？ /122

放疗是如何实施的？ /123

什么时候开始放疗？ /125

放疗会让患者有辐射性吗？ /127

放疗有哪些不良反应？ /128

如何决定该不该放疗？ /129

放疗一般需要进行多少次？ /130

放疗患者是否需要使用"升白针"？ /131

第五部分　内分泌治疗

什么是内分泌治疗？ /133

内分泌治疗用时多长？ /134

常用的乳腺癌内分泌治疗药物有哪些？ /135

乳腺原位癌必须要服用他莫昔芬吗？ /137

枸橼酸他莫昔芬片是饭前还是饭后服用？ /138

服用他莫昔芬后来月经正常吗？ /139

服用他莫昔芬时怎样判断是否绝经？ /140

服用他莫昔芬后出现子宫内膜增厚怎么办？ /141

服用枸橼酸托瑞米芬会影响月经吗？ /142

早期乳腺癌患者能服用依西美坦吗？ /143

阿贝西利的副作用有哪些？ /144

阿那曲唑片是早上还是晚上服用？ /145

阿那曲唑和来曲唑的副作用哪个小？ /146

"OFS+AI"治疗是什么意思？ /147

内分泌治疗期间出现潮热怎么办？ /148

内分泌治疗期间出现骨质疏松怎么办？ /149

内分泌治疗期间为何要用"肚皮针"？ /150

使用内分泌治疗还需要切除卵巢吗？ /151

什么是内分泌治疗前绝经？ /152

绝经和停经的区别是什么？ /153

什么是强化内分泌治疗？ /154

哪些患者需要进行强化内分泌治疗？ /155

内分泌治疗和化疗能同时进行吗？ /156

指导篇——坚定信心

刚刚确诊乳腺癌，该怎么办？ /159

乳腺癌患者如何调整心理状态？ /160

乳腺癌的误诊概率大吗？ /163

双侧乳腺癌多见吗？ /164

1 毫米的乳腺微小浸润性癌需要治疗吗？ /165

2.5 厘米的乳腺癌是早期吗？ /166

乳腺癌易复发转移看哪个指标？ /167

只有 1 个前哨淋巴结转移严重吗？ /169

乳腺浸润性癌伴腋窝淋巴结转移还能治愈吗？ /170

乳腺癌的治疗周期有多长？ /171

为什么有些乳腺癌要先化疗再手术切除？ /172

为什么有些乳腺癌要先手术再化疗？ /173

乳腺癌治疗达到 pCR 后还会复发吗？ /174

为什么乳腺癌最容易出现骨转移？ /175

乳腺癌晚期骨转移还有治疗的意义吗？ /176

乳腺癌患者发生内脏转移能否治愈？ /177

乳腺癌的复查（随访）周期有多长？ /178

药物临床试验对患者有哪些好处？ /179

乳腺癌患者是否需要控制体重？ /180

乳腺癌患者可以喝红酒吗？ /181

乳腺癌患者可以吸烟吗？ /182

乳腺癌患者能否有性生活？ /183

乳腺癌患者能否生育？ /185

乳腺癌患者完成治疗后可以继续工作么？ /187

乳腺癌患者能哺乳吗？ /189

孕期发现的乳腺癌能否保留胎儿？ /190

男性也会患乳腺癌吗？ /191

男性乳腺发育是否需要手术切除？ /192

病友的治疗意见能否采纳？ /193

民间偏方对乳腺癌治疗有效吗？ /194

修正篇——相信科学

乳腺癌家族遗传主要看母系 /197

我不吃饭，我要饿死肿瘤 /198

我家没有钱，大医院治疗太贵，我回去吃点草药算了 /199

为了补充营养，把燕窝、灵芝、人参、冬虫夏草当饭吃 /200

西兰花可以抗癌 /202

吃褪黑素能降低癌症风险 /204

吃苹果不削皮可以抗癌 /205

乳腺癌患者不能吃大豆 /206

乳腺疾病的发病原因是什么？ /209

乳腺结节患者的腋窝能摸到淋巴结正常吗？ /211

乳腺结节会影响生育吗？ /212

乳腺结节会发展为乳腺癌吗？ /213

青春期女性乳房疼痛怎么办？ /215

孕期乳房有哪些变化？ /217

乳房太小怎么办？ /218

乳房太大怎么办？ /219

乳房过早发育怎么办？ /220

穿戴文胸需要注意什么？ /221

如何进行乳房自检？ /223

预防篇——防微杜渐

后记 /225

伊问乳腺癌医答

基础篇
——知己知彼

什么是乳腺癌？

知己知彼，战无不胜

　　女性的乳房是由皮肤、纤维组织、乳腺腺体和脂肪组成的，乳腺癌是发生在乳腺组织的恶性肿瘤。绝大部分乳腺癌都发自乳腺腺体部分的导管成分，这是乳房运输乳汁的"管道系统"。乳腺癌是乳腺上皮细胞在多种致癌因子的作用下，发生增殖失控的现象。疾病早期常表现为乳房肿块、乳头溢液、腋窝淋巴结肿大等症状，晚期可因癌细胞发生远处转移，出现多器官病变，直接威胁患者的生命。

　　乳腺癌是女性最常见的恶性肿瘤，被称为"粉红杀手"。在发达国家，平均每 18 个女性就有 1 个会罹患乳腺癌。2018 年国际癌症研究机构（IARC）最新的调查数据显示，乳腺癌在全球女性癌症中的发病率为 24.2%，位居女性癌症的首位，其中 52.9% 发生在发展中国家。到 2021 年，乳腺癌已经超越肺癌，成为整体人群中发病率最高的恶性肿瘤。我国的乳腺癌发病率呈逐年上升趋势，每年有 40 余万女性被诊断出乳腺癌。但是随着医疗水平的提高，乳腺癌已经成为治疗效果最好的实体肿瘤之一。

　　乳腺癌治疗效果显著的原因有两个，首先，乳房对女性来说虽然很重要，但它并非生命器官，只是一个体表器官；其次，乳腺癌治疗方法多种多样，药物研发进展迅速，最近几乎每年都有新药或仿制药上市。

为何会得乳腺癌？

 医生说

　　原因复杂，具有规律

　　乳腺癌的病因目前尚未完全清楚，但是研究发现，乳腺癌的发病存在一定的规律，具有以下乳腺癌高危因素的女性容易患乳腺癌。

　　● 乳腺癌的家族史：如果有直系亲属确诊乳腺癌，那么乳腺癌的患病风险会加倍。如果是家族聚集性乳腺癌，并且携带 *BRCA*1 和（或）*BRCA*2 基因突变，发病风险就不止翻倍，*BRCA*1 基因突变的发病风险接近 75%，*BRCA*2 基因突变的发病风险也接近 50%。

　　● 放射线接触史：放射科技师、管道施工人员等放射线接触人群是乳腺癌高危人群。

　　● 月经、婚育史：月经初潮年龄小于 12 岁，闭经年龄大于

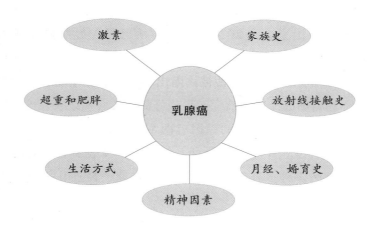

55 岁，初产年龄大于 30 岁，独身、晚婚、晚育、哺乳时间短，甚至不哺乳、不生育、反复做人工流产手术等。

● 激素：乳腺癌属于性激素依赖性肿瘤，长期服用外源性雌激素，乳腺上皮细胞过早处于较高浓度的雌激素环境中，会增加癌症的发生风险。

● 超重和肥胖：绝经前后妇女肥胖和低水平体育活动，是影响乳腺癌发病的危险因素。BMI 值越高（BMI 的正常范围为 18.5~23.9kg/m^2，24~27.9kg/m^2 为超重，超过 28kg/m^2 为肥胖），患乳腺癌的风险越高。脂肪增加会影响初潮年龄，可使雄激素转化成雌酮，增加垂体释放催乳素，增加肠道内胆盐量，影响菌群比例。

● 生活方式：不良的生活习惯（高脂饮食、饮酒、吸烟及长期被动吸烟、夜班族），情绪压抑，流产史，口服避孕药大于 6 个月，胸罩过紧及穿戴时间过长等。

● 精神因素：精神压力过大、情绪不稳、忧郁、过度紧张等导致内分泌失调、机体免疫力下降，所以人们常说"忍一时乳腺增生，退一步卵巢囊肿"。

为何乳腺癌包块按压不疼？

 医生说

> 无痛包块，最需警惕

绝大多数肿瘤早期都没有明显的疼痛症状，这也是很多患者确诊时已经处于晚期的主要原因。乳房是一个体表器官，长包块很容易被发现，现在很多自诊手法也可以给女性以提醒，因此绝大多数乳腺肿瘤可以早期被发现。乳腺癌细胞有一个"狡猾"的特性，它会通过淋巴管和血管进入其他脏器，还会分泌一种物质，麻痹乳房肿块周围的神经，导致肿瘤在不断长大的过程中，患者基本不会感觉到疼痛。

乳腺癌和其他良性乳房包块的特点也不相同，一般从疼痛、肿块、乳头溢液这三个方面进行区分。

● 乳腺纤维瘤：为乳腺良性肿瘤，其触感就像在棉花堆里摸到一个鸡蛋，呈圆形或椭圆形，表面光滑，活动度好，推动时能感觉到其有一个完整的、很容易滑动的包膜。

● 乳腺增生：主要表现是疼痛，其次是肿块，少数存在乳头溢液的情况。乳腺增生导致的疼痛存在个体差异，有的是整个乳房都感觉疼痛，有的是局部疼痛；疼痛呈周期性，月经前严重，月经后减轻；一般为双侧对称发生，也可见一侧比较严重，症状严重的患者可出现背部牵拉痛。乳腺增生的肿块形状不规则，呈条索状、片状、块状、颗粒状等，边界不清晰，质地比较坚韧。少数乳腺增生会出现乳头溢液，但量比较少，多为淡黄色的多孔溢液。

● 乳腺囊肿：一般为圆形或者椭圆形，内部为水样，也可能是脓液样，触摸的感觉就像摸自己的指肚一样，是比较典型的良性表现。

● 乳腺癌：其特征性临床表现是"无痛性乳房包块"，患者开始没有疼痛感，经常是因为无意中发现乳房肿块才来就诊，常主诉"触摸起来不疼，也没有其他不适"。有时乳腺癌会与乳腺增生相混淆，但与乳腺增生不同的是，乳腺癌肿块会和皮肤发生粘连，从外观上看乳房皮肤就像一个个小酒窝一样，其硬度也远远大于乳腺增生，触摸起来像石头一样。除此之外，如果发现单孔、血性溢液的乳房肿块，就必须要引起重视，这可能是乳腺导管内病变恶化的先兆。

如何区分早期和晚期乳腺癌？

 医生说

> 早期治愈，晚期共生

乳腺癌的发展分为 4 个阶段。

● 隐匿阶段：又称癌症的前期阶段，时间一般为 6~20 年。在这个阶段，人体的乳腺细胞经历了癌变和原位癌，这也是早期浸润性癌的发展过程。

● 极早期浸润性癌（微浸润癌）：是指癌细胞开始突破乳腺导管上皮的基膜，向间质浸润，浸润范围不超过 1 毫米。这个阶段的乳腺癌既不同于原位癌，也不同于一般浸润性癌。

● 普通浸润性癌：癌细胞开始向乳腺间质广泛浸润，这个时期的肿瘤发展较快，大多数乳腺癌患者是在这一阶段确诊的。

● 晚期乳腺癌，肿瘤已经发展到很严重的程度了，患者会出现不同程度的转移，不及时治疗癌细胞还会继续广泛转移，严重时会危及患者的生命。

早期和晚期乳腺癌的界定主要看是否有其他器官转移和复发，如果肿瘤只局限在乳腺、同侧腋窝和同侧锁骨下，都被归类为早期，反之为晚期。早期乳腺癌患者的治疗强度更大，治疗的首要目的是争取治愈，然后提高患者的生活质量，降低不良反应。晚期乳腺癌的治疗首要目的是维持稳定，提高患者的生活质量。晚期乳腺癌的治疗强度往往不大，但治疗时间较长，从而延长患者的生存期。

乳腺癌的高、中、低分化是什么意思？

分化是指肿瘤细胞的成熟程度。因为恶性肿瘤细胞（即癌细胞）或多或少都有向正常细胞分化的特点，因此，我们可以根据肿瘤细胞的分化状态，即在显微镜下观察到的肿瘤细胞特征，来判断肿瘤的成熟程度（即分化期）。

● 高分化肿瘤：癌细胞分化越接近正常细胞，则越成熟，通常称为高分化。高分化肿瘤的恶性程度低，生长慢，转移率低，预后较好。

● 低分化肿瘤：肿瘤细胞分化很差，极不成熟，或看上去与正常细胞明显不同，但仍保留某些来源组织的痕迹，则称为低分化。低分化肿瘤的恶性度高，生长快，转移率高，预后较差。

● 中分化肿瘤：界于高分化和低分化之间的肿瘤。

● 未分化肿瘤：这是一类特殊的癌细胞，这种癌细胞分化太差，根本找不到来源组织的征象，则称为未分化。未分化肿瘤的恶性程度极高，预后最差。

癌细胞的分化程度是癌症诊断和治疗中一个重要的参考数据，但治疗的效果还是需要结合癌症的种类、分期、治疗方法等来综合判断。

基础篇——知己知彼

9

乳腺癌分为哪几类？

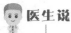

医生说

分类不同，预后不同

乳腺癌分为非浸润性癌、浸润性癌和其他罕见癌。

● 非浸润性癌：此类乳腺癌预后较好，5 年生存率大于 95%，手术后通常不需要化疗。

– 导管内癌：癌细胞局限在乳腺导管内，未突破导管壁基底膜。

– 小叶原位癌：癌细胞未突破末梢乳管或腺泡基底膜。

– 导管内乳头状瘤：分为中央型和外周型，一般认为外周型是癌前病变，癌变率为 5%~12%。

– 乳头湿疹样癌：又称乳头佩吉特病（Paget's 病），是以皮肤湿疹为特点的一类乳腺癌，恶性程度低，预后较好。

● 浸润性癌：一般分化程度较低，预后相对较差。

– 浸润性特殊癌：包括乳头状癌、髓样癌（伴大量淋巴细胞浸润）、小管癌（高分化腺癌）、腺样囊性癌、黏液腺癌、大汗腺样癌、鳞状细胞癌等。此型分化一般较高，预后尚好。

– 浸润性非特殊癌：包括浸润性导管癌（临床上最常见的类型）、浸润性小叶癌、硬癌、髓样癌（无大量淋巴细胞浸润）、单纯癌、腺癌等。此型一般分化低，预后较上述类型差，且为乳腺癌中最常见的类型，占 70%~80%。

● 其他罕见癌：包括化生性癌、微乳头状癌、混合癌等。

什么是乳腺癌的类型？

类型不同，治疗不同

　　乳腺癌类型一般指乳腺癌的分子分型，这是一个重要的临床指标，对后续治疗方案以及患者预后的判断至关重要。决定乳腺癌分子分型的 4 个指标分别是 ER、PR、Her-2 和 Ki-67。

　　● ER 是雌激素受体，PR 是孕激素受体，这两个指标一般用百分比和 "+" 表示，"+" 表示阳性，百分比表示阳性的细胞占所有细胞的比例。"+" 越多，百分比值越大，表示阳性程度越强，说明肿瘤细胞生长对激素水平的依赖度越高。

　　● Her-2 是人表皮生长因子受体 -2，一般 "-" 或者 "+" 表示 Her-2 阴性，"+++" 表示 Her-2 阳性，"++" 时需要进一步行 FISH 检测明确是否为阳性。

乳腺癌的分子分型指标			
分子分型	指标		
	Her-2	ER	PR	Ki-67
Her-2 阳性（HR 阴性）	+	—	—	任何
Her-2 阳性（HR 阳性）	+	+	任何	任何
三阴性	—	—	—	任何
Luminal A 型	—	+	+且高表达	低表达
Luminal B 型（Her-2 阴性）	—	+	低表达或 —	高表达

● Ki-67 是一种增殖指数，用百分比表示，数值越高，表示肿瘤细胞增殖越强，也提示治疗难度较大。

根据这 4 个指标的检测结果，可将乳腺癌分为以下 4 种分子类型：

● Luminal A 型：Luminal A 型乳腺癌占所有乳腺癌的 44%~60%。Ki-67 是 Luminal A 和 Luminal B 的重要区分指标，一般大于 30% 是 Ki-67 高表达，小于 5% 可确定为 Ki-67 低表达，PR 高、低表达的百分比分界为 20%。此类型乳腺癌多以内分泌治疗为主，Ki-67 数值较低说明肿瘤细胞增殖水平较低，提示预后相对较好。如果患者已经出现了淋巴结转移等高危因素，也需要化疗。

● Luminal B 型：Luminal B 型乳腺癌约占所有乳腺癌的 8%。由于 Ki-67 数值高，除了内分泌治疗外，大多数患者需要化疗，相较于 Luminal A 型预后差。早期 Luminal A 和 Luminal B 型乳腺癌患者也可以进行 21 基因或 70 基因检测等，如果复发风险低，甚至可以免除化疗，单纯使用内分泌治疗。

● Her-2 阳性型：Her-2 阳性型又分为激素受体（ER、PR）阴性与阳性两种亚型。Her-2 阳性型乳腺癌占所有乳腺癌的

不同类型乳腺癌的治疗		
类型	免疫组化指标	治疗
Luminal A	ER(+)，PR(+)，Ki-67 低	内分泌治疗为主 ± 化疗
Luminal B	ER(+)，Ki-67 高	内分泌治疗 ± 化疗
Her-2 阳性	Her-2(+++) 或 FISH(+)	抗 Her-2 靶向治疗 + 化疗 ± 内分泌治疗
三阴性	ER(−)，PR(−)，Her-2(−)	化疗

伊问医答乳腺癌

15%~17%，Her-2表达高时肿瘤一般分化较差，恶性程度相对高，容易复发和转移，患者的预后差。目前随着靶向治疗药物（如曲妥珠单抗和帕妥珠单抗）的出现，其复发及转移率已经明显下降。

● 三阴性：相对于其他分型乳腺癌，三阴性乳腺癌的预后最差，占所有乳腺癌的15%~20%。以往对三阴性乳腺癌只能采用化疗，现在可以使用免疫治疗，如PD1、PD-L1以及PARP抑制剂，患者的预后有所改善。

什么是乳腺癌的分期？

 医生说

> 分期不同，结局不同

临床上一般采用 TNM 分期法对乳腺癌进行分期，即根据原发肿瘤最大径（T）、区域淋巴结（N）和远处转移（M）情况进行分期。

▨ 原发肿瘤最大径（T）分期

● Tx：原发肿瘤情况不详（已被切除）。

● T0：原发肿瘤未扪及。

● Tis：原位癌（包括小叶原位癌及导管内癌），佩吉特病（Paget's 病）局限于乳头，乳房内未扪及块状物。

● T1：肿瘤最大径小于 2cm。

● T2：肿瘤最大径为 2~5cm。

● T3：肿瘤最大径超过 5cm。

● T4：肿瘤任何大小，直接侵犯胸壁和皮肤。

▨ 区域淋巴结（N）分期

● N0：区域淋巴结未扪及，手术后标本检查无淋巴结转移。

● Nx：区域淋巴结情况不详（以往已切除）。

● N1：手术前检查同侧腋窝淋巴结有肿大，可以活动，或手术后标本检查有 1~3 个淋巴结转移。

● N2：同侧腋窝淋巴结肿大，互相融合，或者与其他组织粘连或手术后标本检查有 4~9 个淋巴结转移。

● N3：同侧内乳淋巴结、锁骨下淋巴结、锁骨上淋巴结转移，或手术后标本检查发现淋巴结转移数 ≥ 10 个。

■ 远处转移（M）分期

● Mx：有无远处转移不详。

● M0：无远处转移。

● M1：有远处转移，包括骨骼、肺、肝脏、大脑、对侧锁骨上淋巴结转移等。

综合以上 T、N、M 分期，就可以得到乳腺癌的以下临床分期：

● 0 期：TisN0M0。

● I 期：T1N0M0。

● IIa 期：T0N1M0，T1N1M0，T2N0M0。

● IIb 期：T2N1M0，T3N0M0。

● IIIa 期：T0N2M0，T1N2M0，T2N2M0，T3N1M0，T3N2M0。

● IIIb 期：T4N0M0，T4N1M0，T4N2M0。

● IIIc 期：任何 T，N3M0。

● IV期：任何 T，任何 N，M1。

我们通常所说的早期乳癌是指 0 期、I 期、IIa 期、IIb 期，而 IIIa 期、IIIb 期、IIIc 期通常称为局部晚期乳腺癌，IV 期则是真正意义上的晚期乳腺癌了。

什么是乳腺癌的分级？

 医生说

分级不同，轻重不同

　　我们一般所说的乳腺癌分级是指乳腺癌的组织学分级。组织学分级是从癌细胞的单个细胞角度衡量肿瘤的恶性程度。组织学分级越高，单个癌细胞的恶性程度越高，稳定性越差，越容易发生转移；组织学分级越低，单个癌细胞的恶性程度越低，稳定性越好，越不容易发生转移。因此，组织学分级是继肿瘤分期、分型后最重要的病情评价指标。

　　肿瘤的组织学分级（乳腺癌的分化程度）与预后的关系密切，但国际上或国内使用的各种分级标准中差异颇大。我国常用的恶性肿瘤诊治规范中的分级标准为（病理报告单中会显示）：3~5分为Ⅰ级（分化好），6~7分为Ⅱ级（中等分化），8~9分为Ⅲ级（分化差）。

乳腺癌的肿瘤生物学分级		
特征	评分	最终分级
腺管形成的比例 　优（＞75%） 　中等（10%~75%） 　少或无（＜10%）	1分 2分 3分	将三项分值相加： G1:3~5分 G2:6分或7分 G3:8分或9分
细胞核的多形性 　小且规则一致 　中等大小、可略多形 　大而多形	1分 2分 3分	
核分裂象计数 　根据显微镜视野大小评分	1~3分	

什么是乳腺癌的 PAM50 分型？

医生说

先进工具，暂未上市

乳腺癌的 PAM50 分型是乳腺癌的分子分型工具，能够使我们更加深入、细致地明确乳腺癌患者的分子分型。

对于乳腺癌患者来说，即使分期和分级完全相同，预后和治疗方式也可能不同，而乳腺癌的分子分型对于患者的治疗指导作用比较强。免疫组化和 PAM50 基因检测都可以进行乳腺癌的分子分型，二者的区别主要体现在检测深度上。相比于免疫组化检测的是细胞表面的蛋白质，PAM50 检测更细致、更深入，其是通过基因检测的方式计算患者的分子分型。对于绝大多数乳腺癌患者，一般采用免疫组化方法明确分子分型，用于指导内分泌治疗、靶向治疗等，这也是相关指南推荐的标准方法。

大多数乳腺癌患者采用免疫组化和 PAM50 方法得出的分子分型能够完全重合，但是也有例外。临床上发现，有个别患者虽然对内分泌治疗较为敏感，但是病情却快速进展，其中部分原因是其基因水平的分子分型并非激素受体敏感。当然，这两种方法得出的分子分型不同的情况在临床上非常少见。

PAM50 分型作为一种最新、最前沿的技术，在用于判断乳腺癌分子分型方面还没有得到临床广泛应用，而且其检测成本较高，国内目前并未上市。

基础篇——知己知彼

什么是乳腺原位癌？

 医生说

> "原始"之病，可以治愈

原位癌又称为上皮内癌，原位的意思是指癌细胞只出现在上皮层内，未破坏基底膜或者侵入其下的间质或真皮组织，更没有发生浸润和远处转移，所以原位癌有时也被称为"浸润前癌"或"0 期癌"。乳腺原位癌是乳腺癌的早期病变，包括小叶原位癌、导管原位癌和乳头佩吉特病（Paget's 病）等。

在肿瘤活检病理结果出来之前，很难判断是原位癌还是浸润性癌，并且在肿瘤很小时，患者一般不会有明显的症状，随着肿瘤逐渐增大，我们可能会摸到肿块、发现乳头凹陷或者出现乳头溢液等情况。大部分乳腺原位癌患者的钼靶（X 线）检查结果有典型的表现，包括可疑微小钙化，很多患者都是通过钼靶筛查发现可疑钙化从而进行活检，诊断为原位癌。

乳腺原位癌的首要治疗方法是手术切除。手术切除分为两种方式，一种是保乳手术，只需要切除肿瘤或者钙化的范围，可以保留乳房，保乳手术后大部分患者还需要辅助放疗。另一种是患侧乳房全切术，是将肿瘤或者钙化连同整个乳腺全部切除，对于年轻或者对美观要求比较高的患者，可以在乳房全切后同时进行同期（一次手术完成乳房切除 + 重建）或者二期（手术后一段时间后再完成乳房重建）乳房重建手术。除了手术和放疗外，大部分患者还需要长期（一般是 5~10 年）的内分泌治疗。

原位癌对患者生命的影响非常小，一般可以治愈，但是临床上只有极少数就诊非常及时的患者被诊断为原位癌。需要注意的是，乳腺原位癌如果不进行治疗，进一步可发展为乳腺浸润性癌。

乳腺导管内癌是原位癌吗？

医生说

属于原位，预后较好

乳腺导管的结构类似于乳腺内的树，树干开口在乳头，树枝进入乳腺，树干就是导管，如果导管内细胞发生变异，就称为乳腺导管内癌。乳腺导管内癌是乳腺原位癌的一种，是属于非常早期的乳腺癌，在所有类型的乳腺癌中所占的比例为 1%~5%。

乳腺导管内癌的癌细胞萌发于乳腺导管上皮，且所有的癌细胞都局限在导管内，没有侵袭乳腺导管的基底膜，因此，就没有进入到乳腺间质和实质，基本上没有通过血液或淋巴等途径转移到远处脏器或淋巴结的可能性。然而，临床上经常会出现乳腺导管内癌患者存在前哨淋巴结转移的情况，主要原因是没有充分评估乳腺原发灶的病理，在整个乳腺导管内癌病灶中可能存在浸润性癌的成分，因此在临床诊断过程中需要对原发病灶进行充分的病理评估，查看所有的乳腺导管外是否存在浸润成分。

乳腺导管内癌因没有进入乳腺间质和实质，不会通过血液或淋巴等途径转移到身体其他部位，所以预后较好，有 80% 以上的患者可以治愈，但是即便如此，也要按照恶性肿瘤的治疗原则进行处理。乳腺导管内癌是乳腺原位癌的一种，除乳腺导管内癌外，乳腺原位癌还包含乳腺小叶的原位癌。

如果乳腺导管内癌浸润至乳腺基底膜外，就被称为乳腺浸润性癌，临床上所见的多数是此类型乳腺癌。此类患者可能需要接受化疗、内分泌治疗、靶向治疗等全身治疗，以降低复发风险。

什么是浸润性乳腺癌？

 医生说

常见类型，治疗多样

　　浸润性乳腺癌是临床上最常见的一类乳腺癌，也是我们通常所说的"乳腺癌"。浸润性是针对原位癌来讲，原位就是在原来的位置，癌细胞是在导管内，没有突破导管的基底膜，当癌组织突破了管壁基底膜，成功到达乳腺的实质，就称为浸润性癌。在此之前是乳腺导管原位癌，既不会通过血液转移，也不会通过淋巴转移，会"乖乖"地待在乳腺的导管系统内。而在此之后，癌细胞就拥有了通过血液转移到远处器官的能力，同时也拥有了通过淋巴管道转移到腋窝淋巴结、锁骨下淋巴结、锁骨上淋巴结以及内乳淋巴结的能力，具有了复发与转移的可能。另外，很多浸润性乳腺癌也常伴随有乳腺原位癌的成分。

　　当一位患者同时存在乳腺导管内癌和浸润性癌时，需要以浸润性癌为主，确定治疗方案。其治疗以手术、放化疗、靶向治疗以及内分泌治疗为主，多数患者的治疗周期为半年左右，且预后及患者生存时间明显不如原位癌。

　　浸润性乳腺癌的一大特点是免疫组化分型多样，因此治疗方案也多样，在临床治疗过程中，患者互相交流时会发现彼此的治疗方案大相径庭。明明年龄、包块大小都相差无几，为什么治疗方案有如此大的差别呢？这是乳腺癌治疗发展迅速的一个表现，医生会根据不同患者的免疫组化结果以及其他临床因素，综合制订浸润性乳腺癌的治疗方案，实现个体化治疗，从而使每一个患者的治疗效果都最大化。

浸润性乳腺癌严重么？

浸润性乳腺癌是乳腺癌较为常见的分型，在整个乳腺癌中占比较高，为 70%~80%，也是我们常说的"乳腺癌"。浸润性乳腺癌需要根据一定的条件判断严重程度和患者的预后情况，具体包括：

● 观察是否有远处转移。如果有距离病灶较远的脏器转移，一般比较严重，被归为晚期乳腺癌；如果转移范围仅限于乳腺，或只侵犯了腋窝淋巴结，则被归为早期乳腺癌。

● 观察肿瘤的生物学分级。在病理报告单中，肿瘤的生物学分级通常分为 3 级，1 级相对较轻，3 级的复发风险高，病情往往比较严重。

● 观察肿瘤的分子分型。肿瘤的分子分型中比较重要的指标是 ER（雌激素受体）、PR（孕激素受体）、Her-2（人表皮生长因子受体 -2）、Ki-67。ER、PR 通常是阳性好、阴性差，此类患者可以通过内分泌治疗降低复发风险。Her-2 既往的研究结果是阳性差、阴性好，但是目前研发出了很多针对 Her-2 阳性乳腺癌的药物，可以降低复发风险。

● 其他因素，包括是否存在 *BRCA*1 和（或）*BRCA*2 基因突变，患者的年龄，以及其他疾病史等。

对于浸润性乳腺癌患者，应尽量早诊早治，采用规范的治疗方法，以避免复发和转移。

基础篇——知己知彼

21

浸润性乳腺癌容易复发吗？

 医生说

> 早期根治，晚期复发

如果浸润性乳腺癌仍然处在早期阶段，可以采用根治性手术切除，在手术之后可以根据病理结果，进行术后辅助化疗、靶向治疗、内分泌治疗等。早期浸润型乳腺癌通过综合治疗，可以获得良好的效果，也有可能治愈，中、晚期乳腺癌的治愈率小于10%。

对于中期浸润性乳腺癌，通过积极的治疗，5年生存率可达60%左右。晚期浸润性乳腺癌患者如果能够积极治疗，一般可以延长1~3年的寿命。一般来说，浸润性乳腺癌患者如果10年以后不复发，复发概率会非常小。

与浸润性乳腺癌复发相关的因素如下。

● 肿瘤分期：原发肿瘤的包块大小，腋窝淋巴结的转移状态，以及有无远处脏器转移。

● 肿瘤分级：1级说明癌细胞的活跃程度较低，不易转移到其他部位；3级说明癌细胞的活跃程度强、恶性程度高、分化程度低，癌细胞容易发生转移；2级是介于1级和3级之间。

● 肿瘤分型：医生主要是根据ER、PR、Her-2、Ki-67来确定乳腺癌的分子分型，目的是选择合适的内分泌和靶向治疗方案，降低患者的复发风险。在所有分子分型中，预后最好的是激素受体（ER、PR）阳性、Her-2阴性型乳腺癌，预后最差的是ER、PR、Her-2均为阴性的三阴性乳腺癌。

乳腺导管原位癌伴微浸润患者的生存率如何？

医生说

如无转移，生存较好

乳腺导管原位癌又称乳腺导管内癌，指病灶局限于导管内，未突破导管。因乳腺导管原位癌为早期癌，没有出现远处侵袭，理论上不会出现淋巴结转移，此时如果早诊早治，仅手术即可切除病变，一般无需进行化疗、靶向治疗等较复杂的全身治疗。

乳腺导管边缘为基底膜，如果乳腺导管原位癌突破基底膜，侵袭到乳腺实质中，则为乳腺浸润性癌。这一过程需要在标本活检中明确，在显微镜下观察到癌细胞浸润才能确诊，乳腺超声、CT、MRI 等检查都是无法明确的。浸润性乳腺癌根据浸润程度分成 T1~T4 期，微浸润癌是指浸润范围不超过 1mm，浸润程度较轻，属于 T1mi 期，是较早期的表现，多伴有导管原位癌，即通常所说的伴微浸润的导管原位癌。浸润性乳腺癌的治疗相对复杂，需要根据病理报告明确微浸润的范围、深度，以判断分期，评估预后和制订治疗方案。

影响乳腺导管原位癌伴微浸润患者预后的主要因素是微浸润的情况，如果微浸润部分发现得较为及时，分期处于较早期，没有出现远处脏器和腋窝淋巴结转移，经过规范治疗，患者的 5 年生存率可达 90% 以上。

乳腺小管癌是"幸运癌"吗？

医生说

类型特殊，预后较好

我们常说的"幸运癌"，是指分型比较特殊、预后较好、治疗不复杂、对患者生命威胁较小的恶性肿瘤，乳腺小管癌就是其中一种。乳腺小管癌、黏液癌及乳腺导管内癌（包括导管内癌和小叶原位癌，通常称为原位癌），这三类乳腺癌极少出现远处复发和转移，被称为"幸运癌"。临床上通常会将乳腺小管癌和黏液癌在治疗时合并为同一类型，需要给予一定的辅助治疗，但是辅助治疗强度较小。

如果乳腺小管癌患者的激素受体（ER、PR）为阴性，或出现腋窝淋巴结转移，就要归类为普通浸润性乳腺癌，需要对患者进行辅助化疗、内分泌治疗、靶向治疗等全身治疗。

如果乳腺小管癌患者的激素受体为阳性，没有出现腋窝淋巴结转移，通常情况下不需要化疗。一般是根据原发灶的大小，决定是否进行内分泌治疗。

- 如果原发灶直径＞3厘米，建议进行内分泌治疗。
- 如果原发灶直径＜1厘米，可以不进行内分泌治疗。
- 如果原发灶直径为1~3厘米，患者的个人意愿是决定的关键。

临床上对于普通的浸润性乳腺癌，只要患者的激素受体阳性，一般都需要进行辅助内分泌治疗，以降低复发风险。

如何治疗三阴性乳腺癌？

当免疫组化检查指标中的雌激素受体（ER）、孕激素受体（PR）和人表皮生长因子受体 -2（Her-2）都为阴性时，就可以诊断为三阴性乳腺癌。

ER、PR、Her-2 是乳腺癌的治疗性靶标，如果这三个靶标均为阴性，那么针对性的内分泌治疗和靶向治疗对患者将无效。因此，三阴性乳腺癌患者因缺乏有效的治疗方法，通常预后较差。

对于三阴性乳腺癌，目前临床上没有针对性的内分泌治疗和分子靶向治疗方案，因此全身治疗方法比较单一，主要依靠化疗降低复发风险。虽然目前针对三阴性乳腺癌已经开发了很多药物，但是临床证实有效的却很少。除手术、放疗和常规的蒽环联合紫杉醇化疗以外，比较有确切疗效的口服化疗药物是卡培他滨，比较前沿、治疗潜能大或在特殊情况下可以使用的是 PD-1、PD-L1 抑制剂，卡培他滨对三阴性乳腺癌强化治疗的效果较为确切，已经在乳腺癌治疗指南中推荐。无论经术前化疗获得了病理学完全缓解（pCR）还是未获得 pCR 的患者，以及未行术前化疗的患者，均可使用卡培他滨强化治疗方式降低复发风险。

三阴性乳腺癌分为很多亚型，复发风险比较高的只有 1~2 个亚型，而且三阴性乳腺癌的特点是其复发风险的高峰在治疗后的前 3 年，治疗 3 年后，特别是 5 年后，其复发风险低于其他分型，例如激素受体阳性和 Her-2 阳性乳腺癌。换句话说，过了复发高峰期后，患者的死亡风险会大幅降低。

如何治疗"三阳性"乳腺癌？

 医生说

> 三个阳性，靶向治疗

　　"三阳"是针对"三阴"提出的概念，是一种非正式的疾病名称。当免疫组化检查指标中的雌激素受体（ER）、孕激素受体（PR）和人表皮生长因子受体 -2（Her-2）均为阳性时，就是我们常说的"三阳性"乳腺癌。临床上，很多医生会把"三阳性"乳腺癌先归入 Her-2 阳性乳腺癌的大类中，因为 Her-2 阳性是乳腺癌的高危因素，且 Her-2 阳性患者抗 Her-2 靶向治疗明确，然后再看 Her-2 阳性患者的激素受体（ER、PR）状态，如果后两者均为阳性，就定义为"三阳性"乳腺癌。

　　与三阴性乳腺癌能够采用化疗、放疗、手术等治疗方式相比，"三阳性"乳腺癌患者还可以使用内分泌治疗药物，如他莫昔芬、托瑞米芬、来曲唑等，来降低复发和转移风险，也可以采用靶向治疗，如曲妥珠单抗、帕妥珠单抗等，来降低死亡风险。需要注意的是，"三阳性"乳腺癌的治疗周期可能长达 5 年、10 年，甚至更长。

　　可以看出，"三阳性"乳腺癌患者的治疗方法多，可选药物也比较多，但是，如果患者的治疗依从性差，例如，配合度不够，擅自中断治疗等，也会增加复发的风险。

什么是乳腺交界性叶状肿瘤？

医生说

良恶之间，容易复发

乳腺交界性叶状肿瘤与乳腺癌不同，它是一种比较少见的乳腺疾病病理类型，肿瘤细胞来源于间叶组织，是乳腺叶状肿瘤的一种分型。其发病与患者的内分泌紊乱、激素水平失调、精神因素、不健康的饮食习惯等有关。乳腺叶状肿瘤分为良性叶状肿瘤、恶性叶状肿瘤和交界性叶状肿瘤。

良性叶状肿瘤转移风险较小，手术治疗一般只需切除肿瘤和周围正常腺体的一部分。恶性叶状肿瘤有转移、复发的风险，需要进行乳房全切治疗。

乳腺交界性叶状肿瘤的治疗目前存在争议，既可以选择局部切除，也可以选择乳房全切术，但是研究显示，乳房全切术相对于局部切除，并没有降低疾病的复发风险。如果选择局部切除术，要注意尽可能多地切除正常的乳腺组织，通常至少切除1厘米的正常腺体组织以保证阴性切缘。乳腺交界性叶状肿瘤较少出现腋窝淋巴结转移，但治疗后容易出现局部复发，一旦局部复发，转变为恶性叶状肿瘤的概率会比较大。

不管是乳腺良性叶状肿瘤，还是交界性叶状肿瘤，其主要治疗方式均为手术切除，一般不需要进行化疗等全身治疗。

如何确诊乳腺癌？

 医生说

> 影像辅助，病检确诊

诊断乳腺癌有三大类检查手段：观察和触诊、影像学检查和病理学检查。通常患者因为发现乳房肿块后就医，医生在诊室会先对乳房肿块进行观察和触诊，之后开具各类影像学检查单，包括 X 线（钼靶）、B 超、磁共振（MRI）等。无论是触诊还是影像学检查，都无法明确肿块的性质，因为病理学检查才是诊断乳腺癌的金标准。

临床上常用的乳腺癌影像学检查方法如下。

● 乳腺钼靶（X 线）：乳腺钼靶检查是一种低剂量（基本无害）的乳腺 X 线拍摄乳房的技术，能清晰显示乳腺各层组织，尤其对于不可触及、B 超无法辨别的病变和以微小钙化簇为唯一表现的早期乳腺癌具有特征性的诊断意义。其优点是操作简单，费用低，已经成为公认的乳腺疾病早期普查方法。X 线钼靶能够较清楚地显示乳房肿块的形态、大小、边缘、密度等特征，也是微小钙化病灶最敏感的检查方法。但是，X 线对于致密型乳腺癌（年龄小于 35 岁的患者）和近胸壁肿块的显示效果不佳，且孕妇和哺乳期妇女不能将其作为首选。

● 乳腺超声：乳腺超声具有无创、快捷、重复性强等优点，能清楚地显示乳腺各层软组织及其中肿块的形态、内部结构及相邻组织的改变。由于无放射性，可适用于任何年龄，尤其是妊娠及哺乳期女性的乳腺检查。对采用 X 线检查有困难的部位（如乳腺边缘），可以作为弥补检查，而且，能较好地显示肿块的位置、形态、结构等。对较致密的乳腺，即使有肿块也难以分辨时，超声可利用声波界面反射的差别，清晰显示病灶的轮廓和形态。乳腺超声和钼靶检查被称为乳腺影像学检查的"黄金组合"，可以提高乳腺癌诊断的准确性。

● 乳腺磁共振（MRI）：磁共振是使用强大的磁铁而不是辐射来生成非常详细的身体断面照片，其检查仪器和 CT 很像，但是与 CT 检查不同的是，磁共振没有辐射。乳腺磁共振是判断乳房病变良恶性质更加敏感的检查方法，能发现早期和微小的乳腺癌病灶，能检出最小直径 1 毫米的乳腺癌。如果患者初诊、钼靶和超声检查结果提示有恶性可能，一般要进一步行磁共振或加强磁共振检查。

● 乳腺 CT：即计算机断层扫描。CT 作为 X 线和超声的补充检查手段，其密度分辨率高，可以对乳腺及其周围组织进行形态学观察，也能够初步评估病变的血供情况，但是 CT 对囊性病变的鉴别不如超声。

● 乳腺癌的病理学检查：即乳腺活检，是"乳房活组织病理检查"的简称，其方法是对取下的乳腺组织样本进行显微镜检查。手术切除的组织样本会被送往实验室，由病理医生进行检查并提供诊断结论。当乳房肿块有恶性可能时，医生一般会建议行乳腺活检。乳腺活检是确诊乳腺癌的金标准。

上述影像学检查方法和活检是确诊乳腺癌的重要步骤，除此之外，还要针对不同的患者进行相关的实验室检查，就是我们常说的"抽血化验"，化验项目包括血常规、凝血因子、肿瘤标志物 [如癌胚抗原（CEA）] 等。

什么是乳腺穿刺活检？

 医生说

> 活检确诊，必要步骤

乳腺活检分为穿刺活检和手术切除活检。穿刺活检包括：细针抽吸活检、空芯针穿刺活检和真空辅助微创活检。

● 细针抽吸活检：是利用细针穿刺吸取病灶部位中的细胞等成分做涂片，在显微镜下进行观察。其实施过程可以根据肿瘤质地和性质，采用 10 厘米左右规格的一次性注射器进行穿刺。可以直接通过患者体表进针，吸取可以触及的肿块病变，或者在 X 线、B 超、CT 或磁共振（MRI）等引导下对深部脏器的病变进行穿刺抽吸。该方法简便、安全、快速，敏感性好，确诊率高，可信度强，几乎无创，但是该方法吸取的组织量和细胞成分较少，因此诊断准确性受限。

● 空芯针穿刺活检：是用空芯针对乳腺的可疑病灶进行穿刺，取出部分组织进行检查的方法。该方法安全、便捷，取出的标本为条状，和细针穿刺相比，取出的组织较多，准确性相对较高。但该方法属于有创检查，穿刺过程中可能会出现疼痛、出血，严重者可能会出现气胸等。穿刺后局部可能形成血肿、皮下淤血、感染等。因此，选择该方法前，医生会询问患者是否有影响穿刺的病史。

● 真空辅助微创活检：一般在影像学引导下进行，真空装置在电脑的控制下保持负压抽吸乳腺病灶部位，用旋切刀进行旋转切割，通过标本运送系统将切取的标本运出体外。超声引导下真空辅助活检多数需要局麻，是一种微创手术，皮肤切口为

3~5mm。该方法定位准确，能收集多个连续样本，而且操作便利，是乳腺外科常用的操作技术，但是价格昂贵。

如果医生触诊时发现肿块并高度怀疑为恶性时，可以直接手术切除肿块及周围一定范围内的组织，换句话说，就是直接挖取病灶组织做切片进行病理分析，这是获得乳腺疾病组织学诊断最常用的方法。切除下来的组织冰冻切片可以进行石蜡切片检查（常规病理检查）和快速冰冻切片检查（术中快速病理检查）。这种方法的优点是方法成熟，切除的组织充分，结果比较准确。但是如果病理结果为不需要手术的良性疾病，患者可能会面临心理和身体的双重创伤。所以在手术切除活检前医生会和患者充分沟通，以避免影响患者的治疗情绪。

乳腺穿刺活检后患者注意事项

· 观察穿刺点有无红肿、出血等。
· 穿刺点多时，可局部按压，避免出血。
· 不吃辛辣刺激食物，多食用新鲜蔬菜水果，补充蛋白质，有助于伤口愈合。
· 注意休息，尽量穿宽松的上衣，避免上肢过度活动。
· 穿刺后 3~5 天尽量不要洗澡，避免感染。

哪些情况需要做乳腺穿刺活检？

 医生说

脓肿治疗，怀疑恶性

由于乳腺穿刺活检是有创性的检查或治疗，因此一般在患者获益比较大时才选择，通常适用于以下情况。

● 乳腺脓肿：在乳腺超声引导下穿刺，将脓肿中的脓液抽出，避免开刀。在乳腺脓肿痊愈之后，可以避免乳房上有比较长的手术切口瘢痕，保持乳房的美观。

● 怀疑乳腺疾病时：无论怀疑是炎症还是肿瘤，都可以对乳腺进行穿刺检查。在穿刺之前，通常都会先做影像学检查，结合病史和临床查体，初步判断出病灶的良恶性。如果倾向于良性，一般不会采取穿刺操作；如果怀疑是恶性，比如钼靶（X线）检查的BI-RADS分类为4类或以上时，需要尽快完善穿刺检查，进行病理活检。

患者在乳腺穿刺前，需要完善一些术前检查，常规检查如下。

● 血常规：查看白细胞、血小板、血红蛋白等是否正常。

● 凝血功能：确定凝血功能是否正常，防止穿刺期间或穿刺后发生大出血。

● 心电图和（或）心脏彩超：有心脏疾病的患者需要做心脏彩超，以评估心脏功能。

● 术前感染相关系列：检查是否有传染性疾病。

乳腺穿刺是否会刺激结节长大？

必要检查，无须担心

在确定要对患者进行乳腺穿刺活检后，如果结节为良性，穿刺即可明确诊断；如果结节为恶性，就可以依据病理结果明确诊断，从而制订治疗方案。

乳腺穿刺结果可以为患者选择术前化疗方案提供明确的依据。临床上目前广泛应用的新辅助化疗，就是在手术前对患者进行化疗，可以缩小肿块体积，有助于达到理想的手术效果，穿刺活检结果就可以为术前化疗方案的制订提供依据。如果在术前化疗的过程中包块明显缩小，手术后发现通过术前化疗原发灶中的癌细胞已经全部被杀灭，就是我们说的"达到了病理学完全缓解（pCR）"，证明化疗效果较好，即化疗获益，此类患者的复发和转移风险低，生存期长。

然而，很多患者担心穿刺活检过程中，会刺激乳房组织，引起结节发生变化，比如担心良性结节被刺激后转化为恶性，或者担心早期恶性结节经穿刺刺激后会加速发展，因此要求直接手术，不行术前穿刺活检。对于这类情况，医生就无法开展术前化疗，使一些原本可以达到 pCR 的患者错失了机会。如果患者发现乳腺穿刺活检后结节增大，常常由于局部形成了血肿或水肿，导致肿块体积增大，而穿刺本身并不会刺激肿块增大。

基础篇——知己知彼

乳腺穿刺活检的流程是什么？

 医生说

> 三种方法，依序进行

乳腺穿刺活检的流程如下。

● HE 染色（即苏木精－伊红染色）：通过活检获得的乳腺组织病理标本经处理后大概 1 个工作日就可以进行 H-E 染色。H-E 染色将会得出初步的结果，大部分患者可以通过 H-E 染色结果确诊病变的良恶性，但也有少部分患者由于标本量不足，或者肿瘤细胞不够典型，H-E 染色难以得出准确的诊断，需要进行免疫组化染色。

● 免疫组化染色：免疫组化全称为免疫组织化学检测，需要检测多个指标，这些指标可用于确定患者的分子分型，多个指标同时检测时染色过程比较复杂，耗时较长，通常需要 3~5 个工作日可以拿到初步的免疫组化结果，此时就可以制订乳腺癌的整体治疗方案。

● FISH 检测：FISH 就是免疫荧光原位杂交技术，该检测并不是每一位患者都需要进行，主要用于检测免疫组化无法检出的指标，如果人表皮生长因子受体－2（Her-2）的免疫组化结果是"++"，就需要进行 FISH 检测，进一步明确 Her-2 的 FISH 基因是否有扩增以及扩增的状态，从而制订出靶向治疗方案。

从穿刺或手术活检，到获得初步病理结果，以及最后的免疫组化、FISH 等结果，通常需要耗时 7~10 天。

乳腺癌诊治相关的化验和检查有哪些?

患者在确诊乳腺癌后要进行一系列化验和影像学检查，目的是评估患者的一般情况，是否能够承受手术、放疗、化疗等治疗，并确定疾病的类型、分期和分级，为之后的治疗提供依据。

☑ 实验室检查

临床上常见的乳腺癌相关化验和检查指标有血常规，大、小便常规，肝、肾功能，凝血功能等。

● 血常规：血常规检查项目包括白细胞、红细胞、血小板、血红蛋白、中性粒细胞、嗜酸性粒细胞、嗜碱性粒细胞、淋巴细胞、单核细胞等。对于乳腺癌的治疗来说，将白细胞、中性粒细胞、血红蛋白及血小板水平控制在参考值内或接近参考值即可。

● 肝功能：肝功能检查项目包括谷丙转氨酶、天门冬氨酸氨基转移酶、谷氨酰转移酶、总胆红素、间接胆红素、直接胆红素、总蛋白、白蛋白、球蛋白等，轻度氨基转移酶（即转氨酶）升高无须过度紧张，临床上一般将检查值控制在参考值上限的4倍以内。

● 肾功能：一般是检查肾小球和肾小管的功能，项目包括血尿素氮、血肌酐、血尿酸和尿常规检查等。肾功能检查前3天患者应少食用蛋白质和脂肪含量高的食物，饮食宜清淡。不要熬夜，限制水和钠盐的摄入，检查前尽量空腹8~12小时，晨起空腹抽血检查的结果会比较准确。

● 凝血功能：凝血功能检查主要包括四个内容，即血浆凝血酶原时间、凝血酶时间、部分活化凝血活酶时间和纤维蛋白原。凝血功能良好的患者，伤口可能很快愈合。如果患者的凝血功能较差，就需要提前采取措施，以避免术中及术后可能出现的无法停止的出血，以及因此导致的一些并发症。

▨ 影像学检查

乳腺疾病的影像学检查方法一般包括乳腺钼靶（X线）、超声、磁共振、CT等检查。

● 钼靶（X线）检查：被检查者会被要求站在X线发射仪前，技师会把乳房放到一个特殊的装置上，这个装置会轻轻地把双侧乳房压平，这样用很低量的X线就可以穿透整个乳房。乳腺X线检查最好在月经后的7~10天内进行，因为此段时间的乳房敏感度较低。对于常规的癌前筛检，每侧乳房拍摄两张照片即可，整个过程大约持续20分钟。对于某些特殊情况，可能需要被检查者变换不同的体位以全面检查整个乳腺组织。

● 超声检查：被检查者需要脱去上衣及内衣，充分暴露双侧乳房及腋窝。检查一般按顺时针方向依次检查乳房的外下象限、外上象限、内上象限及内下象限，左侧、右侧依次进行。具体检查时间根据检查情况而定，建议被检查者在行乳腺超声检查前清洁乳房皮肤。超声检查不仅可以确定乳腺肿瘤的情况，而且可以观察是否有内脏系统被侵犯。

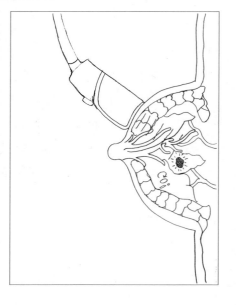

● 磁共振（MRI）检查：被检查者需要将上衣解开或上半身赤裸，面朝下趴在一张窄而平的

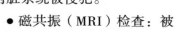

检查台上，双侧乳房会下垂到台子上的两个开口处，这样就可以在没有压迫的情况下进行扫描。患者摆放到舒服的体位并保持不动后，检查台会滑入一个狭长的圆柱体中。检查过程是无痛的，有时候被检查者可能会被要求屏住呼吸或在检查的某些部分保持安静。仪器发出响亮的重击，就像洗衣机的声音一样。乳腺增强磁共振检查是在检查前将对比剂注射到被检查者手臂的静脉中，以便更清楚地显示乳房组织的细节。磁共振检查用的造影剂称钆，注射前需要告知医生是否有造影剂过敏史。在生成磁共振图像时，被检查者需要保持静止，这只需要几分钟的时间。乳房磁共振扫描时长通常为 45~60 分钟。

● CT 检查：CT 的全称为计算机断层扫描，一般是用来确定是否有乳腺之外的身体其他部位被肿瘤侵犯，包括头颅 CT、胸部 CT、全身骨扫描等。经济条件允许的患者还可以进行全身 PET-CT（正电子发射计算机断层扫描）扫描，将全身的脏器都进行显像，排查转移灶。进行 CT 检查时被检查者需要去除随身携带的金属类物品。

无论是实验室检查还是影像学检查，报告单的结果只是对所观察到的病变的简单描述，对于疾病具体的诊断还需要医生结合每个患者的情况，认真分析检查图片，得出最终的诊断结果。

哪些情况需要做乳腺磁共振检查？

 医生说

辅助排查，术前评估

当 B 超或钼靶（X 线）检查结果提示怀疑乳腺癌时，一般要进一步行乳腺磁共振（MRI）检查，以帮助我们分析病灶是单发的还是多发，病灶与周围的皮肤、胸肌的位置关系如何，是否有做保乳手术的条件等。换句话说，在选择乳腺癌保乳手术前必须行乳腺磁共振检查。

● 如果钼靶检查结果显示为 BI-RADS 4a 的钙化灶，但初诊时无法触及病灶、B 超也无法探查到时，也需要行乳腺磁共振检查。虽然磁共振对钙化灶不敏感，但如果磁共振仅显示 BI-RADS 3 的病变，无恶性病灶可能，那么钼靶上 BI-RADS 4a 的钙化灶就可以定期随访复查，不需要立即手术。

● 如果患者出现单侧乳房的乳头溢液，液体为淡黄色、暗红色或鲜红色时，B 超和钼靶常常无法检测到病变，就需要行乳腺磁共振检查排除导管内乳头状瘤。

● 对于已经确诊乳腺癌的患者，在行术前化疗时，也需要用乳腺磁共振来评估化疗的效果。

磁共振检查是在磁场的环境中进行的，对人体本身无伤害。但是，如果被检查者体内安装有心脏起搏器，强大的磁场会影响起搏器的运作，或者体内存在金属物质，如骨折术后钢板、钢钉等，也会影响磁共振的成像效果，因此这部分人群不适合做乳腺磁共振检查。在检查前医生一般会提前询问患者相关信息。如果被检查者体内仅有金属节育环，不会影响做磁共振检查。

磁共振检查费用较高，检查耗时较长，患者一般需要提前预约。

乳腺钼靶检查结果 4b 是什么意思？

医生说

不能确诊，仍需病理

乳房 X 线检查又称乳腺钼靶检查，在检查报告单中影像科医生会采用国际通用乳腺影像报告和数据系统（英文简称 BI-RADS）对所发现的乳腺病灶进行分类，该分类系统共有 0、1、2、3、4、5、6 七个类别，分类越高意味着病灶恶性可能性越大。例如，BI-RADS 6 就是指经病理诊断确诊的恶性病灶；BI-RADS 4 又可以分为 4a、4b、4c 三个亚类，分别代表低度可能、中度可能和较大可能是恶性病灶。

如果乳腺钼靶检查报告单中 BI-RADS 分类为 4b，此时期的乳腺内部有结节形成，而且边界不是很清楚，活动度也不是很好，质地在乳腺钼靶检查下比较坚硬，符合乳腺癌的早期表现，但是还不能够确诊为乳腺癌，乳腺癌的概率可能是 10%~50%，需要对患者行进一步检查，例如，可以采取 3.0T 增强乳腺磁共振检查，其分辨率、敏感度和特异度都更高。

如果患者有乳腺癌的家族史，或者肿块比较大，甚至腋窝出现可疑的淋巴结转移，建议直接进行超声引导下粗针穿刺活检。

如果钼靶检查考虑是乳腺纤维腺瘤或者脂肪坏死，一般不需要特殊处理，可以进行随访、复查。

还有一些特殊的情况，如果乳腺内部有导管内的乳头状瘤或者乳腺的细胞异常增生形成的突出，这些在胸部或者乳腺内部的良性结节会对乳腺钼靶检查的 X 线起到遮挡作用，看起来也符合乳腺结节 4b 的病理学表现。

什么是乳腺结节？

医生说

> 乳腺肿块，体积较小

临床上对乳腺结节并没有严格的定义，通常把小肿块叫作结节，所以乳腺结节就是发生在乳腺的小肿块。乳腺结节的病因多种多样，不同类型的乳腺结节都有其对应的病因，例如，乳腺囊肿的病因有乳腺外伤、乳汁淤积等，可能参与乳腺结节形成的病因包括激素水平、基因突变及环境影响等。

▨ 常见的乳腺结节

常见的乳腺结节包括乳腺增生性结节、乳腺囊肿、乳腺纤维腺瘤和乳腺癌。

● 乳腺增生性结节：常见于年轻女性，大小、质地也常随月经呈周期性变化，月经前期结节增大，质地比较硬，月经来潮后结节缩小，质韧变软。乳腺增生性结节并不需要特别处理，也不会癌变。

● 乳腺囊肿：是一种良性病变，可能与乳腺外伤、乳汁淤积有关。小的乳腺囊肿不需要处理，大的囊肿可以抽液治疗。

● 乳腺纤维腺瘤：是最常见的乳腺结节，特征是可多发或者单发，可以活动，表面光滑；边界清楚，没有压痛。较小的乳腺纤维腺瘤需要定期观察，体积大的乳腺纤维腺瘤可以手术切除。

● 乳腺癌：与乳腺纤维腺瘤不同，乳腺癌一般单发，好发于中老年女性，触诊一般质硬如岩石，与周围组织边界不清，活动度差。

☑ 乳腺结节的性质

乳腺结节的性质可分为良性和恶性，二者的区别如下。

● 良性结节：一般为单侧或双侧多发，也就是说，两个乳房都有可能出现结节，而且结节的数量通常不止 1 个。结节的边界一般较为清晰，活动性良好，与皮肤无粘连，通常触摸起来会活动，生长速度较慢，有些结节还会伴有疼痛，疼痛的程度通常与月经周期相关。

● 恶性结节：一般为单侧单发，也就是只长一个。一般边界不清、活动度差，常与皮肤粘连，生长速度较快，无明显的疼痛感。还可能伴有乳头溢液、乳头凹陷等症状。

当然，这些特征只能初步诊断结节的良、恶性，还需要在医生的指导下行进一步检查，明确诊断。

乳腺结节 BI-RADS 分类是什么意思？

医生说

> 1 至 6 类，恶性递增

BI-RADS 分类系统是国际通用的乳腺影像报告数据系统，一共分为 7 个类别，即 BI-RADS 0~6 类。

● 乳腺结节 BI-RADS 0 类：代表检查单不能作为诊断依据，原因可能是超声看不清楚，无法给出确切的分类，也可能是患者比较年轻，乳腺过于致密，钼靶（X 线）无法穿透以形成比较清楚的影像，这种情况下检查结果就没有意义，或者无法给出结论，此时需要选择分辨率更高的检查方法以明确分类。

乳腺结节 BI-RADS 分类及其意义		
BI-RADS 分类		**意义**
BI-RADS 0 类		不作为诊断依据，须进一步检查
BI-RADS 1 类或 2 类		良性
BI-RADS 3 类		恶性可能 <3%
BI-RADS 4 类或 5 类	4a 类	低度恶性可能，为 3%~10%
	4b 类	中度恶性可能，为 10%~50%
	4c 类	高度恶性可能，为 50%~90%
	5 类	恶性可能 >95%
BI-RADS 6 类		有病理学依据，确诊恶性

● 乳腺结节 BI-RADS 1 类、2 类、3 类：说明结节倾向是良性，可以观察。乳腺囊肿 BI-RADS 2 类表示结节为良性。囊肿类似于一个水包，其内可能是血液或积液，并不是实性结节，实性结节是一个"肉疙瘩"。囊肿可能是导管扩张时间较长、导管阻塞或囊液累积造成。95% 以上的 BI-RADS 2 类囊肿为良性病变，恶性可能性较小。

● 乳腺结节 BI-RADS 4 类：指结节有恶性可能，同时要明确是 4a、4b 或 4c 类，从 4a 到 4c，恶性风险越来越高。4a 的恶性可能为 3%~10%，4b 的恶性可能为 10%~50%，4c 的恶性可能为 50%~90%，这种情况下建议尽快进行诊断性穿刺活检，或者手术切除。

● 乳腺结节 BI-RADS 6 类：是指明确诊断为乳腺癌，一般情况下，乳腺影像学的报告单如超声、钼靶（X 线）、磁共振、全身 PET-CT 等上面都可显示"乳腺 6 类结节"字样。被判定为 BI-RADS 6 类的结节，一般已经有病理学活检做诊断依据。

乳腺影像报告数据系统（BI-RADS）简介

1992 年，美国放射学会（American College of Radiology, ACR）出版了乳腺影像报告数据系统，目的是对乳腺作为一个整体器官的所有影像学正常与异常情况的诊断报告进行规范，使用统一的专业术语、标准的诊断归类及检查程度，使放射科医生的诊断有章可循，同时也加强了放射科与临床其他有关科室的协调与默契。

哪些患者需要做乳腺癌 21 基因和 70 基因检测？

 医生说

> 需要条件，化疗依据

乳腺癌 21 基因检测是一种比较成熟的检测方法，可以帮助临床医生决定早期雌激素受体表达阳性的浸润性乳腺癌患者是否需要在激素治疗 [他莫西芬（TAM）] 的基础上进行化疗的重要依据。乳腺癌 21 基因检测属于非侵入性检查手段，患者无需再接受任何额外的穿刺程序，利用原来手术（乳腺肿瘤切除术、乳房全切术或乳腺穿刺活检）过程中取出的肿瘤组织进行检测即可。应在患者接受手术（乳腺肿瘤切除术或乳房全切术）之后，并在做出下一步治疗决定之前进行，是目前美国临床肿瘤学会（American Society of Clinical Oncology, ASCO）和美国国家综合癌症网络（National Comprehensive Cancer Network, NCCN）指南唯一推荐使用的乳腺癌多基因检测。

乳腺癌 21 基因检测利用实时荧光定量（RT-qPCR）技术，通过检测 16 个肿瘤相关基因（增殖、侵袭、Her-2 和激素等相关基因）以及 5 个参考基因的表达情况，将检测结果量化为复发评分（recurrence score, RS），从而预测 10 年内远期复发风险和化疗获益。RS 的分值为从 0 到 100，患者的分数越高，复发的可能性越大，也越能从化疗中获益。

当然，不是所有的乳腺癌患者都需要进行乳腺癌 21 基因检测，应该至少满足以下几点要求：

● 中早期乳腺癌（Ⅰ或者Ⅱ期）；

● 浸润性乳腺癌（原位癌暂时看来没有必要）；

● 经病理检测免疫组化结果为 ER 阳性、Her-2 阴性的乳腺癌，淋巴结阴性或淋巴结少量转移。

乳腺癌 21 基因检测的结果判读标准为：

● RS ≤ 15 分，复发风险较低，化疗获益甚微，请谨慎选择化疗；

● 16 分 ≤ RS < 25 分，复发风险中等，在考虑是否化疗时必须结合其他临床因素；

● RS ≥ 26 分，复发风险较高，化疗获益较大。

乳腺癌 70 基因检测的对象是 ER 或 PR 阳性、Her-2 阴性、淋巴结阴性或 1~3 个淋巴结阳性的早期乳腺癌患者，该方法通过肿瘤组织中 70 个乳腺癌相关基因进行预后评估，推测患者在化疗中的获益程度。乳腺癌 70 基因检测的结果只有低危和高危两种，更加方便界定患者和做出治疗决策。对于淋巴结阴性和 1~3 个淋巴结阳性的乳腺癌患者，乳腺癌 70 基因检测仅能用于预后评估，对于化疗疗效的预测作用尚有待确认。

ER 强阳性 90% 是什么意思？

 医生说

内分泌药，敏感性高

ER 强阳性 90% 是在进行免疫组化检查的显微镜下观察到雌激素受体阳性癌细胞占所有癌细胞的 90%，通俗而言，就是绝大部分癌细胞是 ER 阳性细胞，而且是强阳性细胞。免疫组化报告单上一般会写 ER 弱阳、中阳或者强阳的百分比，最终会形成（+）、（++）或（+++）的结论，ER 强阳性 90%，是（+++）的表现。通常，ER 的加号越多，患者的内分泌治疗效果越好，ER 的加号越少，内分泌治疗的疗效就较差。ER 强阳性 90% 的患者就十分适合进行内分泌治疗。

内分泌治疗作为一种手术和化疗之后的辅助治疗措施，其主要特点包括：

● 持续时间长：患者可能要口服药物 5~10 年，少量患者其至需要服用 15 年；

● 分型较好：主要得益于内分泌治疗的高敏感性；

● 高效、低毒：内分泌治疗并不是服用药物之后将体内的癌细胞杀死，是对患者体内的雌激素进行调节，或者对雌激素受体进行调节，是一种对雌激素和孕激素进行调节的治疗方法。这种内分泌调节能够降低患者的复发风险，同时不良反应较低。

内分泌治疗的不良反应主要包括类似于更年期的症状，如潮热、出汗，患者长期使用内分泌治疗药物也会导致骨量减少，出现缺钙的表现，但是此类不良反应可以通过药物、锻炼身体、调节饮食等方式进行纠正。

Her-2 阳性乳腺癌患者最多能活几年？

医生说

规范靶向，长期生存

人表皮生长因子受体 -2（Her-2）是乳腺癌多个指标中的一个，是指乳腺癌的基因检测中，Her-2 基因存在突变或高表达。Her-2 阳性的确会增加乳腺癌的复发风险，但是 Her-2 阳性早期乳腺癌可以达到临床治愈。Her-2 既是预后因素之一，也是治疗的预测因素之一。通过免疫组化指标发现的乳腺浸润性癌，每 4 个患者就有 1 个是 Her-2 阳性（+++），Her-2 阳性会增加乳腺癌细胞转移、迁移和复发的风险。

与 Her-2 阴性乳腺癌相比，Her-2 阳性预示着肿瘤生长速度快，会较早通过淋巴或血液出现远处转移，对内分泌治疗不敏感，预后较差。但是 Her-2 阳性乳腺癌并不是预后最差的乳腺癌类型，与之相比，三阴性乳腺癌的预后相对更差一些。

目前随着抗 Her-2 阳性的靶向药物，如曲妥珠单抗、帕妥珠单抗、曲妥珠单抗恩坦辛（TDM-1）、德曲妥珠单抗（DS-8201）、奈拉替尼、吡咯替尼、拉帕替尼等的出现，Her-2 阳性乳腺癌患者已经可以得到很好的治疗。

如果患者规范、合理地使用这类药物，就可以降低复发风险。如果 Her-2 阳性乳腺癌患者已经出现晚期转移，根据相关文献报道，抗 Her-2 的靶向药物也可以将患者的中位生存期延长到大约 40 个月，甚至更长时间。

Her-2 几个"+"是阳性？

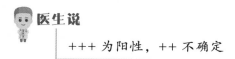

医生说

+++ 为阳性，++ 不确定

人表皮生长因子受体-2（Her-2）的免疫组化结果一共有4种：Her-2（+++）为阳性；Her-2（++）不是阳性，也不是阴性；Her-2（+）为阴性；Her-2 为 0 也是阴性。当 Her-2 为阴性时，患者就不能通过曲妥珠单抗、帕妥珠单抗等抗 Her-2 药物降低复发风险。如果患者的 Her-2（+++），应及时进行靶向治疗。

但是，如果免疫组化得到的 Her-2 指标是（++），表示是一种不确定的状态，需要进一步通过 FISH 检测明确 Her-2 的状态。FISH 检测关注的不是细胞表面的蛋白，而是 Her-2 的基因扩增，通过基因扩增的方式，判定 Her-2 到底是有基因扩增，还是没有基因扩增，通俗而言，是阳性还是阴性。

FISH 检测也存在不确定的报告方法，只是 FISH 报告"不确定"的可能性较小，而且 FISH 的价格较免疫组化高很多，因此在判断是否需要根据 Her-2 结果进行治疗时，医生一般会先对患者进行免疫组化检测，免疫组化结果不确定时，再进行 FISH 检测。

Her-2 免疫组化和 FISH 检测结果	
Her-2 表达	**结果**
Her-2 阴性	Her-2（+），Her-2 为 0
Her-2 低表达	Her-2（+）或 Her-2（++），FISH（-）
Her-2 阴性	Her-2（+++）或 Her-2（+++），FISH（+）

如何治疗乳腺癌？

虽然目前我们对于乳腺癌的发病机制还不完全清楚，但其有效治疗方法已经逐渐成熟。乳腺癌的消除方法主要有两种，即宏观消除和微观消除。

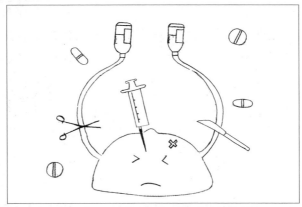

● 宏观消除：即用手术或者放疗对肿瘤进行切除、摧毁，将肉眼能够观察到的病灶进行根治。

● 微观消除：癌细胞在较早期时开始随着淋巴系统、血液系统实现远处播散。在循环的血液中有孤立的肿瘤细胞游荡，但不一定能存活。癌细胞从乳腺到其他脏器，例如肌肉、骨骼组织后，需要适应新环境，从癌细胞开始学习适应环境到完全适应并长成病灶，是一个缓慢的过程。这也是为什么对于早期乳腺癌，除了要切除病灶进行根治性治疗外，还需要进行全身治疗，即化疗、内分泌治疗、靶向治疗等，目的就是对血液中或身体其他部位肉眼看不到、影像学检查不到的"游荡"癌细胞进行大面积的消除。

乳腺癌的治疗方法纷繁复杂，每一项治疗都有其独特的适应证，这就导致每个患者的治疗方案都不太相同。

与其他恶性肿瘤类似，手术治疗是根治乳腺癌的主要方法，具有丰富手术经验的外科医生不仅能够完整切除病灶，还能在手术的过程中保留乳房的原有外形，这一点对于年轻患者非常重要。放疗属于局部治疗，能够降低局部复发风险。化疗属于全身治疗，不仅能够缩小肿瘤的尺寸，还可以杀灭全身游离的单个癌细胞。

与其他恶性肿瘤不同的是，乳腺癌还可以进行分子靶向治疗、内分泌治疗及免疫治疗。这三项治疗均是全身治疗，需要在治疗之前完成病理检查，寻找到合适的治疗靶点。没有阳性治疗靶点的话，选择这些治疗是无济于事的。内分泌治疗适合大多数乳腺癌患者，进行内分泌治疗的前提是激素受体阳性，这项指标可以从病理标本的免疫组化检查中得到。内分泌治疗效果好，可以极大地降低乳腺癌患者的复发风险，并且不良反应明显低于化疗。目前乳腺癌的免疫治疗依然在临床探索之中，并没有广泛地进行临床应用，只适合部分特殊患者。

乳腺癌的治疗方法及其特点	
治疗方法	特点
手术治疗	局部性治疗，为根治性治疗方法
化疗	全身治疗，有多种方案可以选择
放疗	局部治疗，可以降低局部复发风险
分子靶向治疗	全身治疗，需要寻找合适的治疗靶点
内分泌治疗	全身治疗，前提是激素受体阳性
免疫治疗	全身治疗，分为主动免疫治疗和被动免疫治疗，目前应用较少

治疗篇
——勇敢抗击

第一部分
手术治疗

什么是保乳手术和乳房全切术？

优先保乳，必要全切

对于女性来说，乳房不仅是一个身体器官，也是形体美的重要组成部分。乳腺癌患者的常用手术方式有两种，分别为保乳手术和乳房全切术。保乳手术，顾名思义就是只切除肿瘤，是保留乳房的手术方式；乳房全切术的切除内容包含肿瘤和患病侧乳房。如何选择适合自己的手术方式，就像不同患者的治疗方案存在个体化差异一样，也要具体问题具体分析。

当肿瘤较小、单发，距离乳头和乳晕较远时，可以选择保乳手术，这是目前创伤最小、并发症最少的乳腺癌手术方式。但是，保乳手术后一般要联合放疗，才能得到和乳房全切术类似的治疗效果！所以，患者在做治疗决定时一定要考虑到这一点。

对于所有无法行保乳手术治疗的乳腺癌患者一般都要采用乳房全切术，即临床上常说的乳腺全切（单侧乳腺切除）。但是，乳房全切术后会导致一个显而易见的问题——单侧或双侧乳房缺失，相比于疾病和手术本身，乳房缺失对女性身心的影响可能更大。现在临床上已经广泛开展"乳房重建手术"，可以帮助解决这一困扰。

无论乳腺癌患者选择保乳手术还是乳房全切术，目的都是治愈疾病，这两种手术的区别如下。

● 手术方式：保乳手术只切除肿瘤和肿瘤边缘的腺体，保留乳房的大部分腺体，而乳房全切术是切除肿瘤和乳房的全部腺体。

● 乳房外形：保乳手术可以保留隆起的乳房外形，乳房全切术则不能。

● 复发风险和术后生存时间：理论上来讲，保乳手术的复发风险稍高，因此一般情况下，保乳手术后患者还需要进行局部放疗。而乳房全切术在一定程度上能够延长患者的生存期，减少复发风险。实际上，无论是切除组织较少的保乳手术还是切除全部乳房的全切术，都存在一定的复发风险和远处脏器转移风险，因为决定是否复发和患者术后生存时间的主要是乳腺癌的分期、分级、分型以及患者对后续治疗的依从性。

很多患者在面对手术方式的选择时，经常会说出这样的话："我愿意牺牲我的胸部外形来换取一个更安全的手术方式，以降低复发风险"，所以乳房全切术就成为很多患者不得不做的选择。如果患者只是基于这种想法来选择手术方式，就难免导致术后遗憾和后悔。在选择手术治疗方式时患者最好根据自己的病情并考虑医生的建议来做出最终的选择，切勿盲从。

对患者做乳腺癌手术决定的建议
·应尽量遵照患者本人的意愿，因为患者家属的意见有时候会对患者的选择产生一些干扰。
·当医生针对病情提供了几种手术方案时，说明每一种方案都适合，没有孰优孰劣。
·非常重要的一点是，患者要认可这样一个观点：我很清楚即使选择乳房全切术也有可能出现复发和转移，因此我会坦然面对保乳手术后出现的任何病情进展，我不后悔和抱怨当初的决定！

什么是腋窝淋巴结和前哨淋巴结？

医生说

前排岗哨，转移必经

腋窝就是我们俗称的"胳肢窝"，其内部是由血管（腋动脉、腋静脉、胸背动脉、胸背静脉、旋肩胛动脉、肩胛下动脉等），神经（胸背神经、肋间臂神经、肩胛下神经等），以及淋巴结群（外侧淋巴结、后淋巴结、中央淋巴结、前淋巴结等）组成。

恶性肿瘤转移在初始阶段一般是通过淋巴循环来进行的。癌细胞会先到达离原发器官最近的淋巴结，然后再向其他部位转移。对乳腺癌患者而言，离乳房最近的淋巴结位于同侧的腋下。例如，当发生左侧乳房恶性肿瘤时，癌细胞会先到达左侧的腋窝淋巴结。腋窝淋巴结有很多个，每个人的腋窝淋巴结数量不同，单侧腋窝一般有 30~40 个淋巴结。

按照距离乳房的远近可以将腋窝淋巴结转移分为三站。第一站是乳腺癌细胞向外扩散的第一个"落脚点"，就是前哨淋巴结。前哨淋巴结是乳腺淋巴引流区域中的特殊淋巴结，前哨也可以理解为最前面的"哨兵""岗哨"的意思。根据目前的理论，如果癌细胞没有到达前哨淋巴结，是不可能到达第二站和第三站淋巴结的，更不可能转移到其他部位。

临床上手术中常使用蓝色染料（亚甲蓝）、荧光染料（吲哚菁绿）、同位素染料（核素）等方法对淋巴结进行染色，以帮助诊断是否出现了淋巴结转移。如果使用亚甲蓝染色法，患者术后会有尿液呈蓝绿色的情况，对此无须担心，这是亚甲蓝经过肾脏代谢所致。

治疗篇——勇敢抗击

何时需要做腋窝淋巴结清扫？

 医生说

> 明确转移，前哨多阳

腋窝淋巴结清扫是将腋窝部位的淋巴结全部切除。手术过程中是否包含对腋窝淋巴结的清扫，需要考虑到以下几点：

● 术前穿刺病理学检查已经明确存在腋窝淋巴结转移。

● 术中前哨淋巴结活检发现已经出现数个转移癌。

● 对于某些先天缺少前哨淋巴结的患者，可根据其乳腺癌的具体情况或者腋窝的影像学检查结果，来确定是否行腋窝淋巴结清扫。

● 尽量早期发现乳腺癌，腋窝淋巴结受侵犯的概率会大大降低，避免进行淋巴结清扫是提高患者术后生活质量的重要措施。

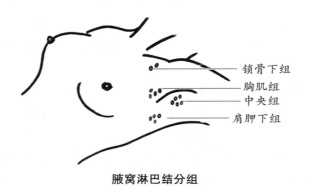

锁骨下组
胸肌组
中央组
肩胛下组

腋窝淋巴结分组

手术前患者准备有哪些？

医生说

放平心态，调整身体

　　手术前医护人员会对患者进行呼吸道和胃肠道准备，手术区皮肤准备，以及其他相关的准备工作，而患者自身需要做好手术的心理准备。

　　● 心理准备：患者的手术前心理准备非常重要。紧张、恐惧、焦虑的心情会对手术过程产生负面的影响。患者应在手术前充分了解手术的必要性，正确对待"术前病情谈话"中涉及的可能出现的手术中风险和手术后并发症，用积极的心态去面对即将进行的手术。

　　● 呼吸道准备：手术前患者需要保持呼吸道通畅，手术日前几天和手术后尽可能避免上呼吸道感染，例如鼻塞、咳嗽、咯痰等症状会干扰手术过程，既往有吸烟史、慢性咽炎史，或者存在气管、支气管及肺部疾病时，应及时告知主管医生，避免影响手术计划。

　　● 胃肠道准备：一般手术前一天的晚上 10 点之后护理人员会要求患者开始禁食、水，一直持续至第二天手术结束后。护理人员会根据医嘱和护理要求明确告知患者及其家属手术前禁食、水和手术后开始进食、水的时间。

　　● 手术区皮肤准备：乳腺癌患者的皮肤准备一般包括剔除手术侧的腋窝毛发，手术前一天尽量给患者洗头、理发、剪指甲、清洁皮肤后更换干净的衣服。

　　● 其他准备：乳腺癌患者大部分为女性，准备手术的患者应推算好月经来潮时间并主动告诉医生，医生也应充分了解女性患者的月经来潮情况，开展手术的时间一般要避开月经来潮周期。

治疗篇——勇敢抗击

手术当天和手术过程中家属需要做什么？

医生说

家属随行，耐心镇定

对于乳腺癌患者家属来说，在手术前和手术中难免有紧张、焦虑的情绪，家属们往往也想要了解手术流程，以便提前做好准备，手术后就可以更加自如地应对不同的情况和照顾患者。对此，我有以下几点建议：

● 手术当天，家属应保管好患者的个人物品，包括假牙、耳环、戒指、项链等物品。有时家属可能需要协助医护人员将患者送至手术室门口，并按照医生要求在指定地点等待。家属需向医院留下最方便的联系方式，以便术中需要沟通时医生可及时找到家属。

● 手术进行过程中，家属须保持耐心和稳定的情绪。患者在手术室内的时间包含进入手术时的患者准备，麻醉开始到手术结束的手术过程，以及患者的苏醒过程。所以，患者的手术过程中可能只用了 2~3 小时，但是从患者进入手术室，到医护人员送出手术室，可能需要 5~6 小时。在手术过程中，如果手术顺利，没有特殊情况，医生护士通常不会主动联系患者家属，也就是说，"没有消息就是好消息"。手术结束后医生会将切除的手术部位展示给家属并主动说明手术情况。

● 手术结束后，家属可能需要协助医护人员护送患者返回病房。

乳腺切除手术用时多长？

流程复杂，时间不定

乳腺切除手术是一项复杂的手术，外科医生的实际手术时间通常为 1~2 小时，从患者进入手术室到将患者推出手术室，通常需要 5~6 小时甚至更长时间。整个过程包括患者准备、麻醉、切除手术及患者苏醒。

患者进入手术室后并非直接到达手术间，而是先到预麻室（即麻醉准备室）或手术准备间，在手术准备间建立静脉通路，由医护人员核对患者信息后再推入手术间。患者进入手术间后还需要进行麻醉，麻醉过程完成后手术才正式开始。手术结束后，需要先将患者推入麻醉苏醒室进行麻醉苏醒，等待体内麻醉药物基本代谢完，患者的神志基本清醒后，再由医护人员推回病房。

很多年轻或对体形要求较高的患者会选择"乳房全切术联合乳房重建手术"，该联合手术的手术时间可能需要在乳房全切术的基础上，再延长 2~3 小时，甚至更长时间。这与医生的操作技术、手术方式和所选择的乳房假体材料有关。

如果是单侧乳房重建手术，时间相对较短，为 2 小时左右。双侧乳房重建所需时间比较长，如果所选择的假体材料要求比较高，也会增加手术时长，一般需要 3 小时左右，这样的话，整个联合手术时间就需要 7~9 小时。

如论手术时间长短，患者和家属都应提前做好各项准备，尤其是心理准备，保持情绪稳定，耐心等待手术结束、患者苏醒。

治疗篇——勇敢抗击

乳腺癌改良根治术后多久拆线？

患者行乳腺癌改良根治术后一般 10~15 天后拆线，但是根据患者的个体情况，拆线时间有所差异。

年轻患者由于体质较好，伤口通常愈合更快，大概 1 周即可达到基本痊愈，可以拆线。乳腺癌改良根治术的切口较长，一般为 12~15 厘米，因此患者通常需要更长时间的恢复过程。但是胸壁皮肤血供较丰富，只要不出现皮瓣坏死等术后皮肤并发症，一般 10~15 天伤口即可痊愈，可以拆线。

如果是老年患者，或者是有皮瓣坏死、皮瓣缺血、愈合不良的患者，可能需要延迟拆线，个别情况下可能需要重新处理伤口后再次缝合，待伤口完全愈合后再拆线。

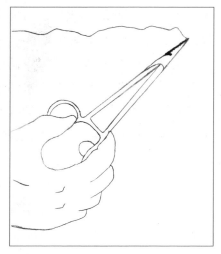

乳腺癌改良根治术也可使用可吸收的美容缝合线对切口进行美容缝合，这样患者在伤口完全恢复、拔出引流管后，就不需要拆线，实现皮肤美容缝合的一期愈合。

手术后积液多久可以吸收？

乳腺癌患者的术后积液主要分为短期积液和长期积液，其吸收可能需要 2 周或更长时间。

● 短期积液：由于乳腺癌手术的创面较大，也就是手术分离的组织界面较大，向上会到锁骨水平，向下达到肋骨下缘水平，向内侧会达到胸骨水平，向外侧会在腋窝进行分离。比较大的创面会导致患者伤口积液比较多，因此在手术后伤口内会有引流管和引流瓶连接，将伤口积液引出体外，以促进伤口的愈合。通常体质较好的年轻患者的伤口积液吸收比较快，引流管通常在 2 周内可以拔除。营养状况较差的老年患者恢复比较慢，引流的积液可能需要 3 周，甚至 4 周或更长的时间才会逐渐变少。

● 长期积液：部分患者手术后伤口积液会长期存在，即使拔掉引流管，在伤口周围也会有少量积液留存，但深度通常不会超过 1 厘米，可能只是窄窄的一小条积液，这时通常不需要进行专门的处理。如果积液量比较大，可以用注射器或者在超声引导下抽吸积液。如果积液长期存在，可能在抽吸后形成伤口。皮下积液通常不会影响患者的预后，也不会增加乳腺癌术后的局部复发风险，常规情况下不会出现局部疼痛等症状，不需要特殊处理，观察即可。

手术后患者的锁骨上结节是什么？

医生说

多为淋巴，须定良恶

乳腺癌术后患者出现的锁骨上结节通常是淋巴结，在乳腺癌术后患者的定期复查中，经常会发现锁骨上区域淋巴结肿大。

淋巴结是人体正常的生理结构，常见的淋巴结肿大并不完全由肿瘤引起，例如炎症反应、咽炎、牙龈炎、上呼吸道感染等，均可能导致锁骨上淋巴结肿大。通常炎症引起的淋巴结肿大在炎症消退后，淋巴结会在1周到1个月内逐渐消退。如果患者有慢性咽炎，很有可能存在长期的锁骨上淋巴结肿大。

判断淋巴结肿大是否是肿瘤引起的常用检查方法是超声，通过观察淋巴结的大小、数量、淋巴结是否互相融合，以及淋巴结的被膜、淋巴门结构是否存在等来明确肿大的淋巴结的性质。如果怀疑是肿瘤引起的淋巴结肿大，可以通过手术切除活检，或者在超声引导下粗针穿刺活检等来明确淋巴结的病理性质。

锁骨上区域的淋巴结受累并不属于肿瘤的远处扩散或远处转移，因此可以通过手术切除锁骨上区域淋巴结（即常说的"淋巴结清扫术"）来进行根治。

手术后前几天患者和家属要注意什么？

患者和家属积极的术前配合是乳腺癌手术顺利完成的关键，手术结束，患者完全苏醒后，会被推入病房观察和继续治疗，此时，患者和家属也要做好一些准备。

乳腺瘤手术后前几天，患者家属要配合医护人员观察患者的生命体征，包括心电监护数值，各种管道的情况（气管插管、导尿管、胃管、引流管等），手术切口换药和愈合情况，观察和记录液体出入量（引流袋中的出血量、尿量等），观察有无并发症发生等。如果患者出现异常或不适，应及时告知医护人员。

患者手术当天的餐食准备。患者手术当天，手术结束4~6小时之后才可以进食。手术结束后当天进食主要以清淡的米粥、米汤、面片、面条为主，不要给予辛辣刺激、高蛋白及油腻的食物，这些食物不易消化，可能影响患者的术后恢复。

手术后第1天大部分患者就可以下床活动，家属要注意保护和搀扶患者下床，避免摔倒。

目前的乳腺癌手术切口相对较小，术后患者周转较快，平均住院日较短，鉴于此种情况，如果患者于术后第1天或第2天即安排出院，家属应仔细听取医生的出院医嘱，配合随后的门诊随诊和家庭护理，及时带患者返院进行伤口换药，帮助患者早日恢复健康。

治疗篇——勇敢抗击

手术后如何进行康复锻炼？

 医生说

> 循序渐进，持之以恒

乳腺癌患者的术后功能康复锻炼要科学安排、循序渐进，一般分为 3 个阶段：卧床期、下床活动期及出院后功能锻炼。

● 卧床期功能锻炼：乳腺癌患者术后为了使皮肤愈合良好，避免发生积液，须在切口处放置橡胶引流管，并用胸带加压包扎。将患者送回病房后，立即将橡胶引流管接通负压吸引器，因此术后 1~3 天为卧床期。此期主要锻炼手、腕部及肘关节的功能，可做简单的伸指、握拳、屈腕、屈肘等锻炼。

乳腺癌术后患者下床活动期功能锻炼内容	
时间	**内容**
术后 3~4 天	患者可坐起，进行屈肘运动。
术后第 5 天	解除固定上肢的胸带后，可练习手掌扪对侧肩部及同侧耳部的动作。
术后 9~10 天	拆除切口缝线。可抬高患侧上肢，将患侧的肘关节屈曲抬高，并将手掌置于对侧肩部。开始时可用健侧手掌托扶患侧肘部，逐渐抬高患侧上肢，直至与肩平齐。
术后 14 天	练习将患侧手掌置于颈后，使患侧上肢逐渐抬高至自开始锻炼时的低头位，达抬头、挺胸位，进一步能以患侧手掌越过头顶并触摸对侧耳部为止。为了扩大肩关节的活动范围，此时还可做扶墙锻炼，加强抬高患侧上肢的功能。

● 下床活动期功能锻炼：下床活动期是指从拔除皮瓣下的负压吸引管后开始下床活动至出院的一段时间。此期主要锻炼肩关节，由于接近腋下切口处的瘢痕尚未形成，因此早期进行锻炼可使三角肌、斜方肌和背阔肌尽快恢复功能。这也是乳腺癌根治术后上肢功能锻炼的重要步骤。具体锻炼方法见上表。

● 出院后的上肢功能锻炼：患者出院后，应继续坚持患侧上肢的功能锻炼。可重复做上表中的各项练习，特别是扶墙抬高上肢的运动可使上肢及肩关节的活动范围逐渐恢复正常。为了进一步使各项动作协调、自然、轻松，还可以进行下表中的功能锻炼。

现在部分医院已经倡导乳腺癌患者术后进行快速康复，即为乳腺癌患者安排日间手术，术后第 1 天即出院，从而缩短了患者的恢复周期，也减少了住院花费。

乳腺癌术后患者出院后上肢功能强化锻炼内容	
内容	**方法**
上肢旋转运动	先将患侧上肢自然下垂，五指伸直并拢。自身体前方逐渐抬高患侧上肢至最高点，再从身体外侧逐渐恢复原位。注意上肢高举时要尽量伸直，避免弯曲，动作应连贯，也可从反方向进行锻炼。
上肢后伸运动	患者进行此运动时应保持抬头挺胸，还可以在日常生活中制订各种提、拉、抬、举物体的负重锻炼，以增强患侧上肢的力量，使其功能完全恢复正常。
强化锻炼	频率为每天 1~3 次，每次 30 分钟。应循序渐进、适可而止，避免过度疲劳。对于存在特殊情况的患者，应酌情减少或延缓锻炼时间，但不可中断或停止锻炼。

手术后如何注意饮食？

规律节制，营养均衡

　　临床上经常碰到这种情况，乳腺癌患者咨询术后饮食问题时会提出这样的疑问："中医常说肿瘤患者不能吃鸡肉，是真的吗？"，这个所谓的"中医饮食禁忌"名单很长，包含鸡肉、牛肉、羊肉、甲鱼、鸭肉、鸡蛋、鱼、南瓜等，俗称"发物"。乳腺癌患者究竟能否食用这些食物？中医认为，饮食调护在治疗疾病过程中具有重要作用。《素问·五常政大论》中曰："谷雨果菜食养尽之，无使过之，伤其正也"，《千金要方·食治》中曰："食能排邪而安脏腑，约神爽志，以资血气"，阐明了疾病与饮食的关系。患者的术后中医饮食推荐见下表。

乳腺癌瘤患者术后中医饮食推荐
·乳腺癌术后患者更需调节饮食，以补养其正气，因此应给予补气养血之品，如甲鱼汤、鸡汤、鳝鱼汤，以健脾补肾。
·气虚严重的患者可进食大枣黄芪汤、桂圆汤，让患者多食香菇、木耳、银耳等，以提高机体免疫功能。
·海产品具有抗癌散结的功效，可多食海蜇、海带、紫菜、海米等。
·高脂类食品可增加乳腺癌的复发率，应少食。
·辛辣食品影响切口愈合，宜少食。
·应根据四季的变化，适当调节饮食，如冬季可多食温热食品，如羊肉汤等。夏季可多食用清凉的饮料或西瓜汁等以补充体液的消耗，春、秋季应多食滋阴润燥的食品。

从现代医学角度来看，乳腺癌患者术后体质的恢复需要食物提供营养，所选择的食物首先要易于消化，种类要多样化，这样才能保证营养供给均衡，利于术后康复。针对乳腺癌患者的术后西医饮食推荐见下表。

乳腺癌患者术后西医饮食推荐
· 饮食有节，要定时、定量进食，切勿暴饮暴食、偏食，要有计划地摄入营养和热量。
· 低脂肪、低胆固醇、优质蛋白质饮食，如瘦肉、鸡蛋、酸奶，少吃盐腌、烟熏、火烤、烤糊、焦化食物。
· 米、面不宜过精，适当多吃粗粮，如玉米、豆类等杂粮。高纤维饮食对乳腺癌患者是有益的。
· 多食用富含维生素A、维生素C的蔬菜和水果，如新鲜的猕猴桃、胡萝卜等。
· 常食用具有抑制癌细胞作用的食物，蔬菜类如卷心菜、芥菜、蘑菇等，干果类如芝麻、南瓜子、花生等富含多种维生素、微量元素、纤维素、蛋白质和不饱和脂肪酸的食物
· 膳食为主，补品为辅，需合理进补提高免疫力的食品。
· 不宜食用辛辣及刺激性食品，戒烟、酒，禁食霉变、变质的食物。

手术后为何会发生上肢水肿？

医生说

> 回流受阻，积液成疾

上肢水肿是一种淋巴水肿，是由于腋窝手术和（或）放射治疗后淋巴组织的正常结构被破坏，淋巴液回流障碍积聚于皮下组织中所导致。乳腺癌根治术后患者出现上肢水肿较为常见，发生率为20%~30%。早期水肿部位较为柔软，呈可凹陷性，此后会逐渐恶化，富含蛋白质的淋巴液在纤维化过程中皮肤会出现一定程度的褐色变，继而出现硬化、过度角化和增厚。严重的患者会出现肩关节活动受限、肢体乏力等上肢功能障碍，麻木、疼痛等感觉异常严重时可导致肢体畸形，影响患者的日常生活。因此，乳腺癌术后已经发生上肢水肿的患者应尽量避免病情发展为慢性手臂水肿，会导致治疗效果欠佳。

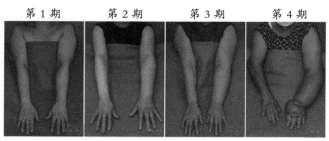

乳腺癌术后上肢水肿的分期

如果患者已经发生上肢水肿，可通过以下措施进行缓解：

减轻乳腺癌患者上肢水肿的常用措施
·避免上肢血流过高、高强度的上肢锻炼、感染等。
·避免淋巴回流阻力增加，比如穿过紧的衣服会压迫锁骨上区。
·避免患侧上肢药物注射、抽血、免疫接种及血压测量。
·避免患侧上肢高温，如热水浸泡、日光暴晒、桑拿浴等。
·避免穿戴过紧的内衣、项链和胸罩等。

除上述措施外，还要防止感染和进行适量锻炼。因为淋巴水肿后组织间隙富含蛋白质，微小的皮肤破损即可引发细菌感染。因此需要特别注意避免昆虫叮咬，预防皮肤损伤，一旦出现应立即使用抗生素。

适度的活动和锻炼有助于改善淋巴循环，例如，伸懒腰、腹式呼吸等能改变胸廓内压力，促进淋巴回流。上肢抬举运动可使肌肉收缩，刺激淋巴液流动，但是过强的运动或静力性活动（如搬运重物等）可造成淋巴管过度负荷，加重上肢水肿。

对于上肢水肿的治疗，可以采用以下方法：

● 专业而恰当的按摩是目前治疗淋巴水肿最重要的手段。通过按摩先清空周边组织淋巴管，从而加速患侧上肢的淋巴液回流。按摩需要由有经验的医生进行，按摩医生用手使皮肤在皮下组织上移动，动作应适度、有节奏。如果只是在皮肤表面滑动则效果不佳，而用力过大则可能使血流增加，加剧水肿。按摩须遵循一定的顺序：双侧颈部→对侧腋窝、对侧胸部→患侧胸部患侧肩部→患侧上肢。按摩顺序一般为先上臂，后前臂，最后是腕关节和手指。

● 压力泵疗法。这种方法是将可充气的袖套置于水肿肢体上，间断充气使水肿液向心流动。这些空气压力设备多为多腔房、序贯性、可调节压力梯度的泵，泵压力向心地如波浪一样递减，将水肿液挤入血液循环。此方法在淋巴水肿早期、明显的皮下纤维化发生前使用有一定效果。

当然，对于乳腺癌手术患者来说，预防术后上肢水肿也非常重要：

● 手术当日用枕头适当抬高患肢，按功能位摆放，避免患肢长时间受压，对于已经出现上肢水肿的患者应使用弹力绷带包扎。

● 术后6小时可以对患者开始由远端至近端按摩，按摩方法：操作者一只手扶患肢手腕处，另一只手的大小鱼际紧贴患肢皮肤，然后由下向上、由外向内轻轻进行环行按摩促进血液循环。

● 轻轻拍打患侧上肢，用拇指和食指沿患侧上肢淋巴走向由下向上、由外向内轻轻对捏，刺激近端淋巴管，促进淋巴液回流。

● 禁止在患侧上肢输液，告知患者患侧不能持重、抽血和测血压等，避免患侧上肢肿胀。

● 功能锻炼。根据患者的年龄、接受能力及身体状况，制订功能锻炼计划。功能锻炼的基本原则是循序渐进，防止意外拉伤。功能锻炼的目的是使瘢痕组织松软，预防瘢痕挛缩引起的患侧上肢功能障碍。

如何进行手术后抗疤治疗？

　　外科手术后的抗疤治疗要尽早开始，一般在伤口完全愈合、伤口的硬痂完全脱落之后开始抗疤治疗，效果较好。最佳的抗疤治疗时间是手术后前 6 个月内，6 个月后进行抗疤治疗也可以，但是效果相对较差。

　　抗疤治疗的主要方法有两种：第一种是使用外敷贴剂，避免伤口摩擦及紫外线照射，这可以最大限度地减少瘢痕增生；第二种是用硅酮凝胶对切口进行保湿和保护，进一步淡化瘢痕。

　　瘢痕体质并不意味着抗疤效果不良。对瘢痕体质患者术后采取适当措施进行抗疤治疗可以明显减少瘢痕增生，改善手术切口外观，实际上，抗疤治疗的效果主要体现在瘢痕体质患者身上。亚洲人群的皮肤修复能力很强，但相对于白种人更易产生瘢痕，如果在外伤或手术后对伤口的瘢痕置之不理，极易产生瘢痕增生，出现硬结。因此，早期抗疤治疗对于有瘢痕体质的患者非常重要。

　　对于陈旧性瘢痕，也可以通过激光治疗、激素注射疗法或者切疤治疗进行淡化。

　　关于除疤的相关事情，有美容要求的患者可以在手术之前就开始做准备。具体的治疗方案和详细的操作方法可以咨询整形科医生，切勿盲目操作，以免错过最佳的治疗时间。

手术后一定会失去乳房吗？

术式不同，外形不同

乳腺癌手术后是否保留乳房，需要根据患者的病情严重程度和所选择的手术方式来决定。

● 对于乳腺癌Ⅰ期、Ⅱ期患者，如果选择保乳手术或局部切除手术方式，术后患者仍会有乳房。这种术式只切除一小部分乳腺腺体，对于整个乳房形态基本没有影响，只是局部可能有凹陷。如果患者行乳房皮下腺体切除，同时进行假体或自体再造（即乳房重建术），就会保留乳房的外观。即使皮下腺体全部切除也会保留乳房的皮肤，或取身体其他部位的皮肤进行补充，通过假体再造，或自体组织再造，可以重新塑造乳房的外观。

● 对于病情严重的患者，如果选择改良根治术或单纯乳房全切术，术后一般会失去乳房。由于手术过程中会做梭形切口，将乳房多余的皮肤切除，即切除乳头、乳晕，同时切除整个乳房腺体，再将两侧皮瓣缝合到一起。手术后的效果是：在原有的乳房位置，即胸壁位置会有横行或斜形的切口，之后会形成瘢痕，长度为12~15厘米，瘢痕下方是胸大肌，胸大肌的下方是肋骨，因此较瘦的患者行乳房全切后甚至可以透过皮肤看到肋骨凸显的形状。

目前，随着乳房重建手术技术的日益成熟，临床上选择乳房切除联合重建手术的患者越来越多，合适的假体选择、医生精湛的手术技术以及患者的期望值，都是乳房重建手术成功的关键。

乳房全切术后后悔了怎么办？

医生说

二期重建，难度较大

　　一部分肿瘤较小、有条件进行保乳手术的患者却因为各种原因最终选择了乳房全切术。在经过了两三年甚至更长时间的稳定生存，了解了更多乳腺癌相关的知识后，患者才发现乳腺肿瘤并没有预想得那么可怕，对正常生活也没有明显的影响，此时面对平坦的胸部和长长的手术瘢痕，开始出现焦虑、抑郁等不良情绪。对于此类患者，是否有补救措施？答案是：有，可以考虑Ⅱ期乳房重建手术。

　　乳房重建手术按照时间分为一期和二期重建，又称为即刻重建和延期重建。一期乳房重建是指切除乳房的同时进行重建，将切除和重建一次完成；二期乳房重建是在切除乳房后，完成辅助治疗，并恢复一段时间（至少3个月）后再对患者进行乳房重建手术。一期乳房重建通常适合于保留皮肤的乳房切除患者，乳房的外观更佳；二期乳房重建可能因瘢痕形成导致乳房皮肤僵硬、收缩，影响乳房的外观。

　　二期乳房重建手术通常采用自体组织重建。常用的自体组织包括腹部组织以及背部、臀部等部位的组织，其中使用腹直肌皮瓣的二期乳房重建是目前技术最成熟、使用最多的方式。基本过程是切除部分腹部组织，将其植入胸壁缺陷的位置，通过带蒂或者血管吻合的方式保障组织供血。有时在自体组织重建过程中可能需要联合硅胶假体植入，这需要根据患者的病情而定。

治疗篇——勇敢抗击

显而易见的是，二期乳房重建手术的手术范围、手术时间和手术花费相比于一期重建都会大大增加。虽然腹部的组织柔软、有弹性，用这些组织重建的乳房外形饱满、有弹性且自然下垂，但是切取组织时会破坏腹部的完整性，对于腹部组织缺损可能需要用补片修复。除此之外，患者还要克服再次上手术台的恐惧，才能完成二期乳房重建手术。

　　一般情况下，自体组织乳房重建手术适用于腹部肥胖的患者，除完成重建手术外，还能够起到缩小腹围，使小腹恢复平坦的作用，但不适合之前有过腹部大手术史的患者。重要的是，二期乳房重建手术难度较大，只有极少数医院可以开展。因此，患者在选择二期乳房重建手术时需要认真考虑、谨慎决定。

哪些情况可以选择乳房重建手术？

再造乳房，重拾自信

乳房重建手术是采用假体或者自体材料进行乳房外形的再造，作用是对行乳房全切术后的患者重建其乳房外形，保持女性身体的完整性。选择人群一般是年轻女性，具有回归家庭和社会迫切要求的女性，以及对自身形体要求较高的女性等。乳房的外形不仅能保持身体的完整性，还能帮助尽快恢复患者术后的心理创伤，一部分早期乳腺癌患者本来有保守手术机会，但是由于对手术或者术后必须要放疗的恐惧，会要求行乳房全切的同时进行乳房重建。

乳房重建手术因使用不同的材料分为 3 种类型：假体手术、自体手术和自体假体联合手术。

● 假体手术技术目前已经十分成熟，其优点是手术切口较小，术后患者恢复较快，并发症较少。缺点是外来异体组织在外形及

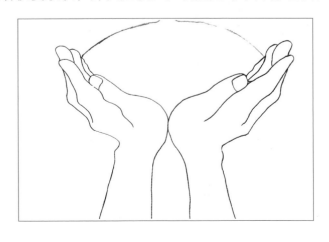

手感上比自体组织差，个别患者还会出现排斥反应。

● 自体手术一般采用背阔肌和腹直肌填充乳腺。该手术的优点是自体组织无排斥反应，手感及外形更接近于真实的乳房。缺点是手术创伤较大，技术难度较高，术后并发症较多。

● 自体假体联合手术一般适用于两种情况。第一种是乳房的容量较大，单纯依靠假体很难做出对称的效果，因此可联合自体组织扩大容量。第二种是手术过程中需要去除部分乳房皮肤，因此可利用带皮瓣的自体组织瓣修补这一缺损，并联合假体完成乳房重建。

近年来很多新型手术方式已经问世，并获得了学术界的广泛认可。例如，新型假体手术 4D 打印（可降解生物材料）乳房重建，新型自体手术游离大网膜乳房重建等。

乳房重建手术常用的假体种类有硅胶假体、凝胶假体、盐水袋假体等，目前临床上使用最多的是硅胶假体。

植入乳房假体是否会增加乳腺癌的复发风险？

医生说

风险不增，美观增加

通常情况下，如果患者的病情条件允许，医生一般会建议患者进行局部乳房切除术，即保乳手术。当病情条件不允许时（如肿块过大、病灶多发或者贴近乳头等），就必须进行乳房全切术，此时可以联合乳房假体重建手术。联合手术过程就是在保证安全的前提下切除整个乳腺并同时植入乳房假体，大多数患者会选择硅胶假体。乳房重建手术一般是一次完成，可以同时保障安全和美观。

患者在选择乳房重建手术时主要关注两个问题：一是所选择的假体材料是否安全？二是植入假体的乳房重建手术是否会增加乳腺癌的复发风险？根据临床观察和随访资料，除了少数对硅胶过敏的患者外，绝大多数患者都可以使用硅胶假体进行乳房重建。自 20 世纪 60 年代开始乳房假体重建手术应用以来，长时间的随访和临床研究证实，乳房全切术联合乳房假体植入手术是一种比较安全的手术，没有证据显示其会额外增加患者的乳腺癌复发风险，或者导致其他重大疾病或其他急性肿瘤，因为乳房假体重建手术只是塑造了乳房的外观，乳腺已经被全部切除了，所以这种手术并不会影像乳腺癌的治疗效果。

因此，对于行乳房全切术的患者来说，是否选择乳房重建，主要是考虑个人对形体的要求和自身的经济条件。

乳房假体植入术后两侧乳房不对称怎么办？

 医生说

再次手术，脂肪填充

假体乳房重建的优点主要有两个：一是切除了乳房内的所有腺体，实现了和乳房切平一样的切除效果；二是手术过程保留了乳房皮肤，并通过植入假体实现了乳房的隆起外形。然而，让患者感到难以接受的是，再造的乳房通常很难实现自然的下垂形态，也无法随着体位变化，始终保持"高高挺立"的外形。

因此，有的患者的重建乳房会出现内侧或外侧过于平坦或者"坑坑洼洼"的现象，一般是由于假体形状和乳房形状的差异不同所导致。如果乳房重建手术后患后出现了两侧乳房不对称的情况，该怎么办？能否补救呢？实际上，对于对自身形体要求较高的患者，可以采用以下两种方法补救：

第一种方法是重新植入假体，重新制作囊袋。患者可以选择价格较昂贵的补片作为支撑。这种方法可以实现乳房的自然下垂，但是花费会较大。

第二种方法是选择自体脂肪移植的方法"修饰"有缺陷的乳房外形。这种方法通常采集腹部或者大腿的脂肪，其过程还能够实现腹部和大腿的减脂效果。抽出的脂肪组织呈液体，可以方便地注射到假体周围凹陷扁平的位置，使其得到支撑，弥补乳房的不对称。这种方法相对比较经济、实用。

如何选择佩戴义乳？

医生说

保护胸壁，增加美观

一般医生会对行乳房全切术的患者推荐佩戴义乳，义乳又称为硅胶义乳或手术假乳，是乳腺癌手术后患者专用的康复产品。义乳分为两种，一种配合文胸使用，安装在文胸内；另外一种可以附着于胸壁，美观效果和舒适度更好，但是价格相对昂贵。

佩戴义乳的优点包括：

● 佩戴义乳可以加强对胸壁的保护，避免和减少外伤导致的肋骨疼痛。

● 义乳产品丰富，选择匹配的义乳进行佩戴，有助于身体左右的平衡，以及脊柱和胸壁的健康。

● 佩戴义乳之后能够起到一定的缓冲作用，弹性越好的义乳保护效果也越好，可消除外力的冲击保护胸腔。

● 佩戴义乳可以弥补身体的缺陷，这一点对于女性术后心理康复非常重要！

患者需要根据乳腺癌手术切除情况的不同选择佩戴不同造型的义乳，常见的义乳造型如下：

● 水滴形轮廓设计：适合身材瘦高、乳房体积不大的患者，匹配对侧乳房的形态大小。该产品上部较长，凹面有型地扩张，能保护患者侧面胸部。

● 三角形轮廓设计：适合行单纯乳房切除术患者。该产品的形状与真乳非常接近，做工细腻，质地柔软，凹型背面使产品完全紧贴胸部，硅胶的温度随体温而变化，不会有冰冷感。

　●螺旋形轮廓设计：有左右之分，适合手术中乳腺清除范围较大，即锁骨及腋下部分均有肌肉组织清除的患者。该产品平滑凹形的背面紧贴胸部，避免上下滑动，能较好地维持术后的身体平衡。

第二部分
化　疗

什么是化疗？

医生说

化学药物，全身治疗

  化疗是化学药物治疗的简称，具体方式是癌症患者通过口服化学治疗药物或者静脉、体腔给药等，使药物进入血液，运输到身体各个部位，达到杀灭癌细胞、抑制癌细胞转移的目的。

  化疗多为全身性治疗，化疗药物进入体内后会随着血液分布到全身各处，可用于全身范围控制癌细胞的转移。化疗的不良反应通常比较明显，而且多为全身性反应，如恶心、呕吐、腹泻和便秘等消化系统反应；白细胞和血小板减少等骨髓抑制反应；骨骼疼痛、抑郁、脱发、肝肾功能损伤、心功能损伤等反应。对于化疗的不良反应，患者可能会感觉难以承受，尤其是随着化疗疗程的推进，不良反应愈加明显，甚至在临床有许多患者因为难以忍受化疗的不良反应而中途停止化疗。

  化疗适用于全身性肿瘤，如血液系统癌症、淋巴瘤，还适用于一些对化疗药物比较敏感的肿瘤，如乳腺癌、胃肠道肿瘤、肺癌、生殖系统肿瘤等。

  化疗期间，医生通常会要求患者住院，不仅因为静脉给药的时间比较长，而且由于化疗的不良反应比较大，即使是口服用药，患者也可能会出现很多不适反应。住院情况下便于医生做出应急处置，或者及时更改治疗方案。

化疗过程是怎样的？

乳腺癌化疗方案由于辅助用药的逐步开发，目前已经变得较为简单，绝大多数患者都可以顺利进行。化疗有周期，通常乳腺癌化疗是每周 1 次，也可能是每 3 周 1 次，整个化疗过程如下。

● 化疗前准备：在化疗前 1~2 天，患者需要进行血常规和肝、肾功能检查。当患者的肝、肾功能正常，白细胞、血小板、血红蛋白等指标都正常，一般情况较好，也没有感冒症状等，就可以开始进行住院化疗。

● 化疗：患者住院之后会为其补充液体，如极化液（一种由胰岛素、葡萄糖、氯化钾等物质组成的静脉注射液，可以调节新陈代谢，保护心肌细胞）、营养液（包括葡萄糖、氨基酸等，以及人体必需的电解质，如钠、钾等）等，之后开始使用化疗药物。乳腺癌患者通常将化疗药物称为"红药水"和"白药水"，红药水指的是蒽环类，比如多柔比星、吡柔比星或表柔比星等，白药水指紫杉类药物，紫杉类药物是透明的，比如紫杉醇、多西他赛、白蛋白结合型紫杉醇。

● 化疗后护理：化疗完成之后患者就可以出院回家，但可能出现恶心、呕吐等反应。蒽环类药物的恶心、呕吐症状相对较严重，通常在化疗的当天或者第 2 天开始，最多持续 5 天。有的症状严重的患者，大概会持续 1 周，对于此类患者需要加强止吐治疗，一般会给予患者口服或静脉注射止吐药物。出现恶心、呕吐的患者也会有食欲不振，但是一定要坚持吃饭，加强营养，这样才能保证后续化疗的良好节奏，按时完成化疗疗程。化疗期间，每 3~5 天需要对患者检查血常规，如果白细胞降低，还需要适时注射"升白针"，即重组人粒细胞集落刺激因子，主要用于促进中性粒细胞生长和提高血液中的中性粒细胞含量。

乳腺癌患者化疗时饮食注意事项

· 化疗时，患者易出现胃肠道反应及骨髓抑制现象，可食和胃降逆、益气养血之品，如鲜姜汁、甘蔗汁、鲜果汁、番茄、粳米、白扁豆、灵芝、黑木耳等。
· 平时一日三餐多食用营养丰富的食物，如鲫鱼、新鲜的蔬菜和水果。
· 适当减少脂肪摄入量，少食肥肉、乳酪、奶油等，忌食辛辣食物，如辣椒、胡椒、大蒜、蒜苔、大葱、洋葱、芥末、韭菜等。

化疗后肿瘤为何会变小？

　　肿瘤在生长过程中一般是呈膨胀性、浸润性生长，会挤压并侵蚀周围的正常组织，化疗（即化学药物治疗）可使整个病灶缩小，使周围组织恢复原有形态，从而消除肿瘤的占位效应。

　　缩小肿瘤体积的方式通常有两种：一种是向心性缩小，例如，将原来直径 5 厘米的肿瘤通过化疗缩小为 2 厘米，说明化疗效果非常好。另外一种是分散性缩小，例如，将原来直径 5 厘米的肿瘤通过化疗后变为 3~5 个直径 1 厘米左右的小肿瘤。

　　以前化疗多应用于晚期乳腺癌和转移性乳腺癌患者，以降低其复发和进展的风险。现在临床上广泛使用新辅助化疗，又称术前化疗，术前化疗的主要目的是观察肿瘤能否在化疗过程中明显缩小，多数患者疗效较好，但也有少数患者疗效较差。如果患者对术前化疗不敏感，那么在术后化疗中也很难获益，化疗就不能起到降低复发和进展风险的作用，而且还会因此经历化疗的不良反应。

　　因此，临床医生会对大多数患者进行术前化疗，观察肿瘤的大小变化，判断患者对化疗的敏感性，如果对化疗不敏感，甚至肿瘤反而增大，术后就可以选择对患者进行强化治疗，包括强化内分泌治疗、强化靶向治疗等。

治疗篇——勇敢抗击

肿瘤没有扩散和转移还需要化疗吗？

 医生说

> 仍需化疗，降低风险

首先，我们要了解一点是，乳腺癌没有扩散和转移是不进行化疗的前提。

我们通常所说的"癌症没有扩散"，是指没有远处脏器的转移，也就是指早期乳腺癌。我们通常所说的"癌症没有转移"，是指没有腋窝淋巴结转移，说明肿瘤处于早期，癌细胞还没有进入乳腺以外的身体部位。如果乳腺癌患者没有扩散，也没有转移，为早期乳腺癌，通过根治性手术切除肿瘤后，部分患者可以达到治愈，一般不需要化疗。

但是，对于大多数乳腺癌患者来说，化疗可以降低肿瘤复发和进展的风险。但是也存在一小部分特殊的患者，这类患者即使给予化疗，也无法降低复发和进展的风险。还有很少的患者，其复发风险本身就比较小，给予化疗后不会使其复发和进展的风险进一步降低，这类患者一般具有以下特征：

- 没有淋巴结转移；
- 没有脏器转移；
- 激素受体（ER、PR）阳性，且 Her-2 阴性。

对于满足上述条件的患者，该如何确定其复发风险呢？可以进行 21 基因或者 70 基因检测，确定复发风险，复发评分比较高的患者可以给予适当的化疗，如果复发评分比较低，就可以豁免化疗。

化疗期间患者需要注意什么？

临床上将化疗分为化疗前、化疗中、化疗后三个阶段，每个阶段患者都有需要注意的事项。

☑ **化疗前**

● 了解化疗相关的一些基本情况，包括化疗的基本用药、周期和方案（由于每个患者的病情不同，因此方案是个体化的）。化疗前，患者需要清楚地认识到，化疗虽然可以使绝大多数患者的病情得到缓解，延长生存期，但绝非"包治百病""药到病除"；不同类型的肿瘤对每种化疗药物的敏感程度不同，因此治疗效果也不同，少数患者通过化疗可能达不到预期的效果。

● 做好化疗相关副作用的心理准备。化疗药物可能引起骨髓抑制、恶心呕吐、脏器功能损害、疼痛、脱发等副作用，这种情况"因人而异"，也"因药而异"。临床上一般会对化疗副作用进行对症治疗。

● 排除外界干扰，积极配合治疗。临床上经常见到这种情况，有些患者从影视剧中了解到部分化疗副作用后，对化疗产生畏惧心理，导致治疗不配合，或者治疗过程中因此承受巨大的心理压力，不利于治疗的顺利进行。对于绝大多数患者来说，如果能够在耐受化疗副作用的情况下按计划完成化疗疗程，对于肿瘤的治疗将是利大于弊。

☑ **化疗中**

● 在化疗过程中患者应严格遵守医嘱，出现任何不适须及时告知医生，以便适时采取缓解措施。

治疗篇——勇敢抗击

▨ 化疗后

● 化疗结束后患者可能还需要进行其他重要的治疗，包括注射"升白针"，口服止吐药物等，患者可以主动询问，并遵医嘱治疗。

● 化疗结束后患者可能会出现免疫力下降的表现，容易发生感染性疾病，因此需要注意休息，自我保护，预防感染。

● 经历过化疗的患者应调整好治疗心态，例如，可以培养一些兴趣、爱好等转移化疗带来的不良情况，以保持乐观、积极的治疗态度。

● 观察和反馈是化疗后非常重要的步骤。每个患者的化疗不良反应可能有很大的差别，有的患者可能呕吐非常严重，但是白细胞正常，很少出现骨髓抑制的情况；有的患者极少发生呕吐，白细胞或血小板却会降至危险的水平。除此以外，化疗后患者还会出现疲惫、失眠、疼痛、潮热等症状，无论化疗后患者出现任何不适或异常，都应该及时与医生沟通，以便尽快采取治疗措施或调整用药。

进口和国产化疗药物的区别是什么？

医生说

差异甚微，量力而行

进口化疗药物与国产化疗药物的区别主要表现在以下三个方面。

● 价格不同：进口化疗药物因专利、进口关税等因素价格昂贵，有时价格甚至是国产化疗药物的数倍。

● 治疗效果不同：目前我国的制药工艺与发达国家相比还存在一些差距，很多药物的治疗效果不及进口药物，也有部分药品属于国外原研的制剂，国内还没有出现相应的仿制药。

● 副作用不同：国产药物的副作用由于制药工艺和技术的不同，比进口药物稍大一些。

进口药物的价格高，治疗费用高，但是很多患者为了追求所谓的"更好的效果"，不得不因此承担巨大的经济压力。事实上，近年来随着我国科学技术的持续发展和制药水平的大幅提高，进口药物和国产药物之间的差距日益缩小，也出现了很多原研的抗肿瘤药物，效果也非常好。

因此，建议患者在选择化疗药物时最好量力而行。患者可以在化疗前充分了解整体治疗方案和治疗周期，综合评估治疗成本，同时熟悉药品的医保政策，选择自己经济条件能够承受的用药方案。因为，归根结底，完成计划的化疗疗程和治疗方案才是首要目的。

化疗药物的常见副作用有哪些？

 医生说

> 骨髓脏器，血管皮肤

化疗药物在杀死肿瘤细胞的同时，也会损伤正常细胞，导致局部不良反应和全身不良反应。

☑ **局部不良反应**

● 药物渗漏后组织反应：药物外渗可导致轻微红斑、局部不适、疼痛，甚至组织坏死、皮肤溃疡及深部结构损伤。

● 血栓性静脉炎：部分化疗药物对血管刺激性较大，可引起严重的局部反应，静脉注射时易刺激静脉内壁造成静脉炎，表现为从注射部位沿静脉走向出现发红、疼痛、色素沉着、血管变硬等。

☑ **全身不良反应**

● 骨髓抑制：化疗药物对骨髓中正常的造血系统有抑制作用，出现骨髓抑制之后，白细胞、红细胞、血小板就会减少，我们就把以上三系细胞的减少称之为骨髓抑制。大部分患者在化疗时会出现白细胞降低，少数患者会伴随红细胞和（或）血小板计数降低。

● 胃肠道反应：化疗药物对胃肠道黏膜细胞可产生损害，破坏正常的肠道上皮细胞和免疫细胞，造成菌群失调，一般在使用化疗药物几个小时内即可产生各种毒性反应，患者的生活质量会因此迅速变差，这就是为什么胃肠道反应是患者化疗时最常见的副反应，很多患者对"化疗"产生恐惧心理也与此相关。

－食欲减退、恶心和呕吐。恶心和呕吐是化疗药物引起的最常见的早期毒性反应，按照呕吐与化疗的时间关系，可分为急性呕吐（化疗后 24 小时内）、延迟性呕吐（化疗后 24 小时后）和预期性呕吐（化疗前）三种。严重的呕吐可导致脱水、电解质失调、身体衰弱和体重减轻，并因进食受到影响而造成负氮平衡，从而削弱患者对化疗药物的耐受性，可能导致患者难以承受而拒绝化疗。

– 大便干燥、便秘。化疗药物可破坏肠道菌群平衡，影响肠道的蠕动功能，由此可能产生便秘和麻痹性肠梗阻。

– 口腔溃疡、胃肠道黏膜炎症及溃疡。这包括口腔黏膜、舌黏膜、唇黏膜、食管黏膜及胃肠道黏膜的炎症及溃疡，导致患者疼痛和进食减少。

● 泌尿系统不良反应

– 肾脏毒性：肾脏是药物及其代谢产物的主要排泄器官，易受到药物损伤。

– 泌尿系统毒性：化疗药物还会导致血液中尿酸增加，影响尿液形成，从而导致泌尿系统不良反应。

● 心脏毒性：心脏毒性包括急性心肌毒性和慢性心肌病变两类。心肌细胞属于有限再生细胞，因此心脏的毒性可表现为慢性和长期性。急性心肌损害一般可在停药后自行恢复，慢性心肌病变则相对较为严重。

● 肝功能损伤：几乎所有类型的化疗药物都可导致药物性肝损伤，因为许多化疗药物都需要经过肝脏代谢或排泄。肝脏损伤可以是急性、一过性的，也可因长期用药引起慢性肝脏损伤。

● 神经系统毒性：化疗药物可以造成中枢和外周神经毒性。

– 中枢神经毒性：可表现为急性的非细菌性脑膜炎以及慢性进展的偏瘫、失语、认知功能障碍和痴呆。

– 外周神经毒性：是药物对缺少血 – 脑屏障保护的外周神经细胞的损伤，包括感觉神经和运动神经损伤。感觉神经损伤可表现为四肢末端的感觉异常、感觉迟钝、烧灼感、疼痛和麻木，运动神经损伤可表现为肌无力和肌萎缩，如果影响自主神经，可出现膀胱张力减弱、便秘甚至麻痹性肠梗阻。外周神经毒性在乳腺癌化疗过程中相对多见。

● 脱发及皮肤反应

– 脱发：正常人体的毛囊生发过程十分旺盛，化疗药物或放疗可以损伤产生头发的增殖期毛囊细胞，导致暂时性脱发。脱发可发生于化疗后的数天至数周内。

– 皮肤反应：化疗药物引起的全身皮肤毒性多种多样，主要包括手足综合征、放射回忆反应、痤疮样皮疹、色素沉着、甲沟炎和指甲改变等。

● 过敏反应：多种化疗药物可引起过敏反应，最严重者为速发型过敏反应，包括喘鸣、瘙痒、皮疹、血管水肿、肢体痛、低血压，多于输注后几分钟内发生，与剂量无关。

化疗不良反应的应对方法有哪些？

局部全身，对症治疗

化疗的不良反应分为局部不良反应和全身不良反应。

☑ 局部不良反应

● 药物渗漏引起的组织反应：化疗药物外渗应以预防为主，应采用迅速的静脉输注，通过中心静脉或使用最近路程插管给药。如果出现外渗，首先立即停止输液。患者在注射化疗药物前要详细聆听护士讲解药物渗漏的临床表现，如果出现局部隆起、疼痛或输液不畅，应及时告知医护人员，注射过程中注意不要随意活动。

● 血栓性静脉炎：停止输液，抬高患肢并局部热敷，症状可在短期内消退且不易复发。

☑ 全身不良反应

● 骨髓抑制：如果化疗过程中患者发生了骨髓抑制，医生会根据患者的情况给予适当处理。可给予重组人粒细胞刺激因子注射液（"升白针"）升高白细胞，白细胞介素 –11 和促血小板生成素升高血小板，促红细胞生成素升高红细胞，严重时可能需要输血。化疗时需要定期复查患者的血常规，患者应选择高蛋白、高热量、维生素含量丰富的食物来增强营养，还要避免与患有感冒等传染性疾病的人员接触。

● 胃肠道不良反应

– 恶心呕吐：化疗期间经常发生恶心呕吐的患者，如果感觉药物有异味，可以闻一些有香味的水果，如橘子、橙子等，也可以通过深呼吸或与他人聊天等方式缓解情绪，同时保持室内空气清新，以减轻恶心症状。如果已经发生了呕吐，可灵活调整进餐时间，选择能够让患者愉悦的进餐环境。在化疗过程中如果出现了呕吐，患者可以采取侧卧位，以避免呕吐物进入气管引起呛咳，并及时漱口，清洁口腔，有假牙的患者要取下假牙后再漱口。如果同一个病房内的其他患者出现恶心、呕吐，应尽量避开，待输完液后走出房间，散散步，呼吸一下新鲜的空气，或者做点自己喜欢的事情，如听音乐等。化疗结束患者回家后可以适当参加一些文体活动分散注意力。

– 大便干燥：除按医嘱用药物治疗以外，患者也可以同时进行非药物性干预，如调节饮食，多吃一些粗粮和粗纤维食物，比如玉米面、小米、芹菜等，也可以喝蜂蜜水进行润肠通便。还可以腹部按摩，由右向左顺时针按摩，以加快肠蠕动，增加排便次数。

– 腹泻：腹泻次数较多者会持续对皮肤产生刺激，导致局部皮肤破溃。所以每次排便后可用清水和肥皂水清洗肛门和骶尾部，并用软毛巾擦干，保持局部皮肤清洁、干燥。发生腹泻后，饮食上要选择对胃肠道刺激小的食物，不宜吃粗粮、含油量高的坚果、含酒精或咖啡因的饮料、牛奶及奶制品。宜少食多餐，忌生冷食品。由于严重腹泻会使机体丢失钾，造成电解质紊乱，所以要及时补充钾含量高的食物如香蕉等。

● 泌尿系统不良反应：化疗药物引起的肾损伤以预防为主，因此化疗前都需要检查患者的肾功能。患者在化疗前以及化疗过程中宜多饮水，使尿量维持在每天 2 000~3 000 毫升。此外多吃一些维生素和纤维素含量较高的新鲜蔬果，并严格控制含嘌呤高的食物，如肉类、动物内脏等。

● 心脏毒性：心脏毒性的发生与药物的累积剂量有关，既往心脏有器质性病变的患者应如实告知医生情况，以便选择合适的化疗药物。

● 肝功能损害：化疗药物引起的肝损伤多为一过性的，保肝治疗后可恢复，每次化疗前都需要检查患者的肝功能。

● 神经系统毒性：神经系统毒性的发生和严重程度与药物的累积剂量和剂量强度明显相关，目前主要的减轻和控制外周神经毒性的方法是控制累积剂量和降低剂量强度。化疗药物导致的神经毒性多可于停药后逐渐恢复，可配合神经营养药物及理疗等手段协助恢复。

● 脱发及皮肤反应

– 脱发：脱发多为暂时性，一般停药后 1~2 个月后可再生，尚无有效的预防及治疗措施。事实上，化疗药物所致的脱发对患者并没有不良影响，但很多朋友考虑到美观的问题，常常不能接受脱发对自身形象的影响，甚至出现自卑等消极心理，对治疗效果产生一定的负面影响。

– 皮肤反应：出现皮肤反应时，患者应注意避免感染。在日常生活中需减少手、足部的摩擦，穿合脚的鞋，使用能减震的鞋垫，在家里可以穿拖鞋，坐着或躺着时可将手和脚放在较高的位置。避免接触高温物品，减少手脚接触热水的次数。可以涂保湿润肤霜，保持皮肤湿润。另外，还要注意不要抓挠皮肤，避免皮肤感染。

● 过敏反应：预防过敏，应做好预处理、医生一般会根据所使用的化疗药物常规使用预防过敏药物，预防或减轻过敏反应的发生。如果化疗结束后患者仍出现过敏反应，可使用抗过敏药物治疗。

什么是新辅助化疗？

医生说

早期癌症，术前化疗

新辅助化疗是指手术或放疗前进行的全身化疗，主要应用于非晚期癌症患者。虽然新辅助治疗带个"新"字，但它并不是一种新的治疗方法，而是把全身治疗的时间节点提前到手术之前。乳腺癌的全身性治疗包括内分泌治疗、化疗、靶向治疗和免疫治疗，其中新辅助化疗（化疗 ± 靶向）是乳腺癌最常用的新辅助治疗方法。

乳腺癌的全身性治疗是放在手术之前还是之后进行好呢？临床试验结果显示，这两种方式的临床结果差别不大。

新辅助化疗的主要目的是：

● 将不可手术的乳腺癌降期为可手术的乳腺癌；

● 将不可保乳治疗的乳腺癌降期为可保乳治疗的乳腺癌；

● 根据肿瘤的变化情况，了解肿瘤是否对化疗方案敏感，以便判断患者的预后和是否需要术后加强治疗。

新辅助化疗的适应证包括：

● 肿瘤直径大于 5cm；

● 有腋窝淋巴结转移；

● 肿瘤直径大于 2cm 的三阴性或 Her-2 过表达型乳腺癌；

● 有强烈保乳意愿的患者。

如果患者符合以上条件的至少一条，就可以考虑先进行新辅助化疗，再手术切除。

任何一种治疗方案有其优缺点，新辅助治疗的缺点是可能延长患者的体内带瘤时间，如果治疗无效可能导致疾病进展失去最佳手术机会，或穿刺活检的取材有限导致治疗误差，或过度治疗等。

　　我在临床上遇到很多直接手术治疗的患者，听说新辅助化疗方案的优点后，会纠结于当初未选择这一治疗方式，实际上，无论是选择先行新辅助化疗再手术，还是直接手术，我们都无法事先预料到哪种方案效果更好。但是我们要清楚的是，只要治疗结局是好的，就是最合适的方案，至于患者治疗前如何选择，建议相信主治医生的判断。

　　考虑到有一部分患者可能从新辅助治疗方案中获益不大，导致肿瘤进展，因此每个周期或每两个周期都要对患者进行一次治疗评估，检测治疗反应。如果肿瘤无变化或者出现进展，一般会考虑是否需要更换化疗方案或及时采取手术治疗。

治疗篇——勇敢抗击

什么是新辅助化疗的 MP 分级？

 医生说

疗效评估，指导后续

目前我国对新辅助化疗效果的评估方法主要采用的是 MP 分级系统（即 Miler-Pavne 系统），是病理科将乳腺癌新辅助治疗后的标本与新辅助治疗前的活检标本进行评估后对比，对肿瘤细胞减少的比例进行分级，以术后病理中残留的癌细胞数目来判断疗效。

MP 分级系统共分为 5 级，具体如下。

- 1 级（G1）：经过新辅助治疗后，癌细胞总量并未明显减少；
- 2 级（G2）：癌细胞减少量不超过 30%；
- 3 级（G3）：癌细胞减少量为 30%~90%；
- 4 级（G4）：癌细胞减少量超过 90%；
- 5 级（G5，pCR）：病理切片基本找不到癌细胞（允许原位癌存在）。

医生一般会根据病理学 MP 分级，评估患者的新辅助治疗疗效，同时也为新辅助治疗后的治疗决策提供重要的依据。如果患者的 MP 分级为 4 级和 5 级，提示新辅助治疗的效果相对较好，且其复发率明显低于 1~3 级的患者。

新辅助化疗后未达到 pCR 怎么办？

pCR 是病理学完全缓解（pathologic complete response）的英文缩写，是指乳腺癌患者经新辅助化疗后再手术，手术后的病理结果未检查到癌细胞。这也说明，该患者通过术前的新辅助化疗，癌细胞被完全杀灭了。

乳腺癌患者通过新辅助化疗却没有达到 pCR 是临床上很常见的情况。事实上，只有不到一半的乳腺癌患者可以通过新辅助化疗获得 pCR。那么大部分通过新辅助化疗没有达到 pCR 的患者是不是表示预后一定差呢？当然不是！首先要肯定的是，经过新辅助化疗获得 pCR 的患者比没有获得 pCR 的患者预后好，但是新辅助化疗的目的并不仅仅是达到 pCR，更重要的是，筛选出对化疗不是很敏感的患者，以及指导没有获得 pCR 的患者进行后续的强化治疗。因此，即使患者经过术前化疗没有获得 pCR，但也一样从术前化疗中获得了益处，接下来就是要做好后续的强化治疗准备。

如果乳腺癌患者通过新辅助化疗肿瘤消失了，还需要做手术吗？有些患者的术前化疗效果非常好，经过几个周期的化疗，乳腺的原发肿瘤已经触摸不到，超声检查也显示肿瘤消失，对于这种情况是否可以选择不再行手术切除治疗，答案是：不可以！因为临床上评估化疗效果最准确的方法是切除的病灶经病理检查（在高倍显微镜下观查）确定是否有癌细胞残留，即使肉眼和超声波无法看到肿瘤，也需要将肿瘤原本生长的部位切除下来，进行切片病理检查，才能确定是否达到了根治的目的。

治疗篇——勇敢抗击

不同化疗药物对血常规的影响是什么？

医生说

> 红白血小，三大指标

　　血常规是临床上最常见、最基本的血液检验，可以直接反映人体血液的变化，以帮助医生判断患者的身体状态。血常规检查结果中有三个重要的指标，分别为白细胞、红细胞和血小板。白细胞是人体的卫士，负责消灭细菌和病毒；红细胞是人体的运输大队，负责向全身的组织输送氧气和营养，并将体内的代谢废物运走；血小板是血管的维修工，负责修补破损的血管。除了这三大指标外，血常规的检查项目中还需要看中性粒细胞、嗜酸性粒细胞、淋巴细胞、嗜碱性粒细胞等指标是否在正常范围。每个医院的血常规各指标的正常范围稍有差异。

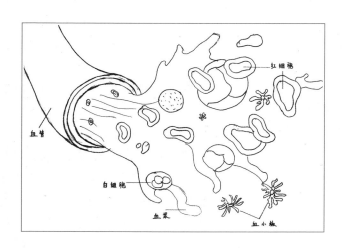

不同种类的化疗药物对血常规的影响各有其特点。紫杉类化疗药物非常容易导致白细胞数降低，铂类药物容易导致血小板数降低。对于乳腺癌患者来说，白细胞和红细胞比较容易升高，虽然血小板降低很少出现，但血小板一旦降低就很难升高，因此更应该对其时刻保持警惕。

另外，人体的血常规信息是时刻处于变化之中的，所以医生会要求化疗中和化疗结束后的患者反复检查血常规，以便及时观察化疗药物的不良反应。

人体血常规指标参考值	
项目（缩写）	正常值
白细胞（WBC）	（4.0~10.0）×10^9/L
红细胞（RBC）	男性（4.0~5.5）×10^{12}/L，女性（3.5~5.0）×10^{12}/L
血小板（PLT）	（100~300）×10^9/L
血红蛋白（Hb）	男性120~160g/L，女性110~150g/L
中性粒细胞（N）	50%~70%
淋巴细胞（L）	20%~40%
嗜碱性粒细胞（E）	0~1%
嗜酸性粒细胞（B）	0~5%

乳腺癌患者第一次化疗后多久会有反应？

 医生说

> 较快出现，注意对症

乳腺癌患者在第一次化疗后身体很快就会出现各种反应，包括不良反应和治疗反应。

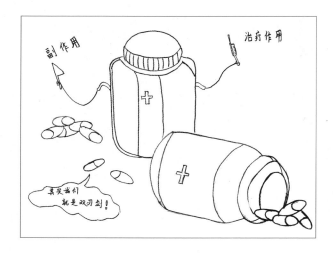

☑ 不良反应

化疗药物的胃肠道不良反应出现较早，化疗后当天或第二天患者就可能出现恶心、呕吐等不良反应。

乳腺癌的常用化疗药物为紫杉类和蒽环类两种。蒽环类药物包括多柔比星、吡柔比星、表柔比星，使用该药的过程中所出现的最明显的不良反应是恶心、呕吐，通常化疗当天或第二天开始出现，大概持续1周。平时酒量较好的患者，平时不饮酒但饮酒后不发生头晕症状的患者，或者妊娠期间呕吐反应较小的患者，化疗时一般不易产生恶心、呕吐症状，或者即使产生症状也可迅速缓解。除此之外大部分患者的恶心、呕吐症状持续时间稍长，次数较多。

紫杉类药物包括多西他赛、紫杉醇、白蛋白结合型紫杉醇，主要不良反应是骨髓抑制和脱发。骨髓抑制是指白细胞、红细胞和血小板降低，其中白细胞降低最明显，通常在化疗后第 7~12 天会降至最低点，此时患者需要注意预防感染。乳腺癌患者应用一个化疗周期的紫杉类药物后会出现严重的脱发，骨髓抑制也会较快出现。

▨ 治疗反应

治疗反应是指晚期乳腺癌经患者化疗或早期乳腺癌患者经术前化疗（即新辅助化疗）所产生的肿瘤治疗效果。通常患者需要经历 2~3 个周期的化疗才能观察到较明显的治疗反应，可通过超声、磁共振或乳腺钼靶等检查观察到原发肿瘤或转移癌是否缩小，得出治疗反应结果。

需要化疗 8 次说明病情很严重么？

 医生说

标准方案，未必严重

乳腺癌的 8 次化疗方案是指包括 EC-T 和 AC-T（E 为表柔比星，C 为环磷酰胺，T 为紫杉醇，A 为多柔比星）的化疗方案，这种方案分别使用蒽环类化疗药物（表柔比星、多柔比星）和紫杉类化疗药物（紫杉醇）进行化疗，形成 4+4 的化疗方案。这种 8 次化疗方案是可以降低乳腺癌患者复发风险的标准方案。当然，对于不同类型的乳腺癌患者，该方案并不是唯一的化疗方案。对于病情处于稍早期的患者，可以进行 4 个周期单纯蒽环类药物或单纯紫杉类药物的治疗方案，即 AC（多柔比星 + 环磷酰胺）或 TC（紫杉醇 + 环磷酰胺）化疗方案，就可以降低复发风险，但是临床上很少见到早期乳腺癌患者。

对于 Her-2 阳性乳腺癌患者，除了可以进行 8 次 AC-T（多柔比星 + 环磷酰胺 + 紫杉醇）联合靶向治疗方案外，也可以选择 TCbHP（多西他赛 + 卡铂化疗，配合曲妥珠单抗和帕妥珠单抗的双靶向治疗）的 6 个周期化疗联合靶向治疗方案，这两种方案的治疗效果相类。但是后者摒弃了蒽环类药物的使用，因此只适用于较特殊的人群，如老年人、身体条件较差的患者，如有心脏疾病的患者，因为蒽环类药物有一定的心脏毒性。

因此，如果医生为早期乳腺癌患者制定的是 8 个周期的标准化疗方案，患者无须紧张，对于肿瘤根治来说这是很有用的治疗方案，而且，乳腺癌患者的病情严重程度并不是根据化疗的周期数来定的。

手术后两个月才开始化疗迟不迟？

手术后辅助化疗是降低乳腺癌患者复发和进展风险的重要措施，也是提高乳腺癌患者生存率的有效手段。

临床上大多数需要术后辅助化疗的患者会在手术后的 30~40 天内开始化疗疗程，最佳术后化疗时间一般是术后 4 周之内。对于大多数有化疗指征的患者，如果采用的是术后化疗，因为手术本身的消耗，患者需要经过一段时间的休养才能使身体逐渐恢复，才能够耐受化疗过程，应对化疗药物所产生的各种不良反应，顺利完成化疗周期。因此，医生通常会建议患者在术后 4 周内开始进入化疗过程，因为患者身体恢复后越早开始化疗，越能尽快清除体内残留的微小肿瘤及微转移瘤。

也有研究数据显示，乳腺癌患者术后 4 周内和 4 周后开始化疗，在生存期、复发率和转移率等数据方面没有统计学差异。因此，对于很多由于各种各样的原因不得不延迟化疗的患者，建议患者与自己的主治医生事先沟通好，方便其针对患者的个人情况制定疾病复查和监测计划，患者自身也需要积极克服各种困难，尽快安排好化疗时间。

对于不得不选择手术后两个月才开始化疗的患者，首先建议您不要有过多的心理压力，虽然化疗开始的时间比建议时间稍晚一些，但是只要足剂量、足疗程完成整个化疗周期，也一样能够起到降低癌症复发和转移风险的作用。

治疗篇——勇敢抗击

化疗为什么会导致手脚溃烂？

 医生说

> 皮肤坏死，常见反应

化疗引起的手脚溃烂，临床上称为手足综合征（hand-foot syndrome, HFS）。手足综合征又称掌跖痛性红斑，是指应用特异性化疗药物，主要是细胞毒性化疗药物，导致皮肤坏死的不良反应。这类化疗药物在杀灭癌细胞的同时也会对正常细胞产生较为明显的影响，包括皮肤细胞、皮下血管及皮下神经，常见不良反应为手和（或）足刺痛、麻刺感、麻木、感觉迟钝或异常，严重者皮肤会出现红斑、起皮、水疱，甚至溃烂。

乳腺癌化疗过程中较容易导致手足综合征的药物是紫杉类药物，如紫杉醇、多西他赛等。如果在治疗过程中联合卡培他滨等口服化疗药物，或抗 Her-2 的小分子酪氨酸激酶抑制剂（TKI），如吡咯替尼，拉帕替尼、奈拉替尼，患者也易出现手足综合征。

手足综合征根据美国国家癌症研究所（NCI）分级可分为 3 级，级别越高表明症状越严重。

● 1 级：表现为手和（或）足麻木、感觉迟钝异常、麻刺感、红斑，不影响患者的正常活动。

● 2 级：表现为手和（或）足疼痛性红斑、肿胀、指甲变黑等，会导致患者不适，影响日常生活。

● 3 级：表现为手和（或）足湿性脱屑、溃疡、水疱，可严重疼痛，患者无法正常工作和生活。

当乳腺癌患者化疗过程中出现手足综合征时，医生会根据不良反应级别，采用延迟化疗、减轻化疗剂量等方式进行调节，患者也可以使用凡士林等外用药物来缓解手和（或）足的不良反应。

化疗后发热是危险信号吗?

危险信号，立即诊治

发热，就是我们俗称的"发烧"，是指单次口腔温度测定 ≥ 38.3℃ 或 ≥ 38.0℃持续超过 1 小时。在临床上发热其实只是一种表象，说明有致热源进入体内，作用于体温调节中枢，使体温调定点上移，引起调节性体温升高。这是人体的一种防御反应，是身体与疾病抗争的外在症状表现。乳腺癌患者化疗期间或化疗后出现发热的情况临床上并不少见，发热会导致患者胃口下降，全身乏力，甚至焦虑不安。要想控制发热，必须要先找到引起发热的原因，并针对病因进行治疗。乳腺癌患者化疗引起的发热多数是化疗药物的副作用导致的。

乳腺癌化疗药物在杀灭癌细胞的同时，也会杀死体内大量的白细胞，即免疫细胞，导致骨髓抑制，此时人体的免疫功能会变差，

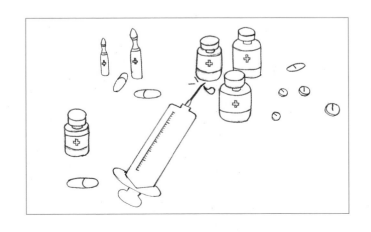

治疗篇——勇敢抗击

107

定植在人体中的细菌或外来细菌在没有免疫系统压制的情况下，会发生内源性或外源性感染。感染的发展速度较快，其中较重要的感染表现就是发热。化疗药物引起的发热的主要表现为体温升高、心率加快、呼吸急促等。

临床上有一个名词，叫粒细胞减少性发热（febrile neutropenia，FN），是指严重的中性粒细胞降低合并发热。严重的中性粒细胞降低是指绝对中性粒细胞计数（ANC）$< 0.5 \times 10^9/L$ 或预计 48 小时内下降至 $< 0.5 \times 10^9/L$，而出现粒细胞减少性发热患者的死亡率为 20%。因此，乳腺癌患者在化疗期间必须要预防白细胞降得过低，需要定期复查血常规，一旦发现白细胞降低，或者其他骨髓抑制表现，就要酌情使用重组人粒细胞刺激因子注射液，就是我们常说的"升白针"。

出现骨髓抑制的乳腺癌患者在白细胞数降低时要尽量远离人群，避免外源性细菌感染。发热期间宜清淡饮食，多摄入易消化的食物，日常注意营养均衡，多喝水，补充足够的蛋白质和维生素，可以增加蔬菜水果的摄入。如果患者已经出现发热，不要自行服用药物，需及时与主管医生沟通，如果被诊断为 4 度粒细胞缺乏，就需要立刻住院，进行抗感染和营养支持治疗。

第几次化疗最难熬？

开头结尾，相对痛苦

乳腺癌的每次化疗过程中患者都会经历痛苦，要说最痛苦的阶段，应该是化疗开始和快结束时，通常是化疗的前 1~2 次，以及结束前的 1~2 次。

乳腺癌患者在刚开始化疗时因对药物的不良反应缺乏了解，内心通常充满恐惧。而化疗药物的不良反应较多，且个体差异很大，例如，部分患者使用化疗药后会出现皮疹或过敏反应，而有的患者则不会出现这些反应。第 1 次化疗时，患者通常心理准备不足，

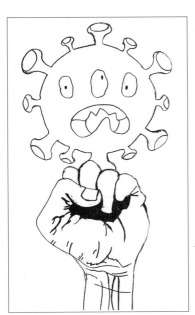

当出现恶心、呕吐、白细胞降低、口腔溃疡、皮疹、过敏等不良反应时，恐惧心理会加重，但在经历完第 2 次或第 3 次化疗后，会逐渐适应不良反应的程度和节奏。医生也会根据患者所反馈的不良反应情况给予适当的药物止吐、升高白细胞及对抗过敏反应，并指导患者调整日常饮食和生活习惯，以应对口腔溃疡、皮疹等不良反应。

由于化疗药物的毒性反应有累积作用，如果化疗周期为 8 次，第 4 次的不良反应可能比第 3 次严重，

治疗篇——勇敢抗击

或第 5 次比第 4 次严重，越到最后，化疗所累积的毒性导致的痛苦就越强烈，尤其是当前一次的不良反应还没有完全缓解时，又到了下一次的化疗时间，患者会感觉痛苦加重。因此，最后 1~2 次化疗时患者会比较辛苦，但是为了最大限度地消除肿瘤复发的可能性，还是要坚持到最后。

选择术前化疗的患者如果本身体质较好，或者术后化疗的患者恢复较好的情况下，前两次化疗引起的不良反应也会相对较轻，随着化疗的进程，痛苦程度可能会加重，对此，患者要保持良好的心态，积极应对和主动化解化疗过程中可能出现的情绪问题，保证足量、足疗程完成化疗，以达到根治肿瘤的目的。

使用"升白针"会有什么不良反应？

　　如果乳腺癌患者使用化疗药物后出现白细胞降低，一般会使用"升白针"对症治疗。"升白针"的专业药物名称为重组人粒细胞刺激因子注射液，其作用机制是通过促进人体骨髓中未成熟的中性粒细胞尽快成熟、分化、增殖并且释放到外周血液中，但是患者在注射"升白针"过程中也会引起一些不良反应。

　　● 骨痛：骨痛是最常见的不良反应，主要是骨骼和关节疼痛，约有 30% 的患者会发生轻度至中度骨痛。正常情况下，骨髓细胞经过分裂、增值、成熟并释放到血液中需要 7~14 天，化疗期间乳腺癌患者注射"升白针"之后，骨髓的动员过程会缩短到 24 小时左右，即将 2 周的过程缩短到 1 天内完成，大量的骨髓动员会导致骨骼和关节疼痛。

　　● 皮疹：患者注射"升白针"后会出现皮疹，这是过敏反应的表现，可以口服药物对症处理。

　　● 恶心、呕吐：多为自限性症状，一般不严重，几天后会自行缓解。如果患者出现了多次呕吐或严重的恶心反应，可以口服药物处理，包括 5- 羟色胺抑制剂，如帕洛诺司琼，或 NK-1 受体抑制剂，如阿瑞匹坦。

　　● 发热：化疗期间乳腺癌患者注射"升白针"后应注意发热反应，因为白细胞在骨髓中过度动员，很多进入血液的白细胞并没有成熟，免疫功能受到限制，机体在白细胞较低或白细胞不成熟的情况下存在免疫缺陷，容易发生内源性或外源性细菌或病毒感染。因此，患者在注射"升白针"后一旦出现发热，就需要及时就诊。

治疗篇——勇敢抗击

111

化疗后还需要放疗说明病情严重吗？

医生说

指征不同，切勿混淆

    化疗和放疗是乳腺癌的两种不同治疗方式，二者可以单独使用，也可以联合使用，但是使用的指征不同。

    化疗，即化学药物治疗，是通过影响细胞生命周期而发挥抗肿瘤作用的全身性治疗方法。化疗可以使肿瘤缩小，减轻患者的症状，降低肿瘤复发和进展的风险，延长患者的生存期。大约90% 的乳腺癌都需要进行化疗，除了少数特别早期的患者，如导管内癌，或者没有淋巴结转移的浸润性癌，且分子分型为 Luminal 分型，基因检测（21 基因或 70 基因）评分较低的患者。

    放疗，即放射治疗，是使用高强度 X 线杀灭癌细胞，或者使它们失去生长分裂的能力，是一种局部治疗方法。乳腺癌患者的放疗指征有两个，一个是行肿瘤局部切除的患者需要进行放疗，另一个是腋窝淋巴结转移数量较多，通常超过 3 个就需要放疗。如果患者存在其他可能需要放疗的情况，就需要具体分析，综合判断。

    无论医生为患者制订的辅助治疗方案是单一化疗，还是化疗后联合放疗，目的都是降低乳腺癌的复发和转移风险，但这并不是判断疾病严重程度的标准。为了达到根治肿瘤的目的，医生会根据患者的情况制订化疗或放疗方案，对于同时满足化疗和放疗指征的患者，由于化疗和放疗的不良反应都比较严重，二者一般不会同时进行，一般先化疗，再放疗。

    临床研究显示，对于合适的乳腺癌患者采用化疗联合放疗的方式，可以明显降低局部和远处转移的风险。

伊问医答乳腺癌

肿瘤复发后化疗还有效果吗？

乳腺癌复发是指局部复发或远处转移。局部复发是指乳腺癌患者经过根治性治疗后，胸壁出现新发的结节，经活检病理证实为乳腺癌。远处转移是指乳腺癌患者经根治性治疗后，出现骨转移、肺转移、肝脏转移或者脑转移等的情况。

如果乳腺癌患者出现复发，会严重影响患者的情绪，患者甚至会感到绝望。实际上，乳腺癌复发也可以采用化疗、放疗、内分泌治疗等方法进行治疗，且治疗效果较好。如果患者经根治性治疗后出现肝脏转移或者肺转移，治疗方案还是以乳腺癌的治疗方案为准，并不是转移到肝脏上就按肝癌治疗，或者转移到肺上就按肺癌治疗。

乳腺癌的治疗方法较多，即使是晚期乳腺癌也可以进行手术治疗，以降低肿瘤负荷（肿瘤负荷是指肿瘤细胞的数量、肿瘤大小和肿瘤的数量）。对于乳腺癌复发患者，通常不会只采用单纯的化疗方法，通常会联合靶向治疗或内分泌治疗，而且晚期乳腺癌患者的化疗强度会降低。

早期乳腺癌的治疗策略主要是在患者能够承受不良反应的前提下，尽量增加治疗强度，达到根治的目的。对于乳腺癌复发患者，治疗策略主要是先维持患者良好的生存质量，再进行低强度、单药化疗，保持病情稳定或者缓解症状。

治疗篇——勇敢抗击

已发生转移的患者需要终身化疗吗？

 医生说

治疗多样，无需终身

乳腺癌转移患者一般不需要进行终身化疗。化疗是一种痛苦的治疗方式，之所以目前现代医学还未将化疗摒弃，主要是化疗能够降低患者的复发风险，即使是乳腺癌转移的患者，也能够通过化疗的方式延长生存期。

乳腺癌转移通常是指乳腺癌的远处脏器转移，并不是指患者出现腋窝淋巴结转移。乳腺癌患者的远处脏器转移容易出现的部位是肝脏、肺、骨骼和大脑，也会出现其他远处脏器的转移，但概率相对较小。一旦乳腺癌出现远处脏器转移，就不能够通过任何治疗方式达到根治，也就是说，后续的治疗需要一直进行，但并非一直进行化疗。化疗通常用于患者出现内脏危象（内脏危象是指患者不但有内脏转移，疾病进展迅速，而且还可以通过症状和体征、实验室检查结果评估器官功能障碍的严重程度，在这种情况下，内脏转移的病情通常需要得到快速缓解，从而需要给予有效且能够快速缓解病情的治疗方法）或肿瘤负荷较大，或者转移瘤的生长速度较快时，提供的紧急、大强度治疗，可使病情迅速得到缓解和控制。

对于晚期转移性乳腺癌患者，化疗可以减少肿瘤的负荷，使病情趋于稳定，之后可以采用不良反应较低、疗效同样较好的内分泌治疗、靶向治疗或免疫治疗方法。

第三部分
靶向治疗

什么是靶向治疗？

针对靶点，精准治疗

靶向治疗是在细胞分子水平上，针对已经明确的致癌位点的治疗方式，该位点可以是肿瘤细胞内部的一个蛋白分子，也可以是一个基因片段。你可以把乳腺癌的靶向治疗对象想象成一个标签，每一个恶性肿瘤患者的肿瘤细胞都有很多个标签（即靶点），这些标签很多还没有研究出相对应的药物进行识别、治疗，而有的标签已经研究出了相对应的药物，可以降低这部分患者的复发风险。靶向治疗是瞄准特定的病变部位，在目标部位形成较高的药物浓度，在提高治疗效果的同时可以减少对正常组织和细胞的损伤。

乳腺癌的靶向治疗通常指抗 Her-2（人表皮生长因子受体 -2）的治疗，这是乳腺癌最重要的靶点，如果乳腺癌患者的细胞表面过度表达 Her-2，就能够促进肿瘤细胞的增殖和转移。当患者的免疫组化报告单结果提示 Her-2（+++）时，或者染色体荧光原位杂交（FISH）报告单中提示 *Her-2* 基因扩增时，就需要采取靶向治疗。

靶向治疗不会产生脱发、白细胞降低、恶心呕吐等化疗药物常见的不良反应，大部分患者能够耐受治疗，这也是其一大优势。靶向治疗药物很多，需要根据具体病情选择适当的药物，常用的药物为曲妥珠单抗、帕妥珠单抗、恩美曲妥珠单抗、阿帕替尼、吡咯替尼等，这些药物已经广泛应用于早期和晚期乳腺癌的治疗。随着生物医学技术的进步，以后会有越来越多的靶点会被人类识别并研究出对应的药物，靶向药物种类也会越来越丰富，人们的选择也会越来越多。

常用靶向治疗药物的副作用有哪些？

虽然靶向治疗药物相比于化疗的副作用较少，但是也会产生一些不良反应。临床常用的乳腺癌靶向治疗药物的副作用如下。

● 拉帕替尼（泰立沙）：最常见的不良反应为腹泻、手掌－足底红斑、恶心、皮疹、呕吐和疲劳。

● 曲妥珠单抗（赫赛汀）：最常见的不良反应是头痛、腹泻、恶心和畏寒。曲妥珠单抗用于治疗转移性乳腺癌时，最常见的不良反应是发热、畏寒、头痛、感染、充血性心力衰竭、失眠、咳嗽和皮疹。

● T-DM1：最常见的不良反应是疲劳、恶心、肌肉骨骼疼痛、出血、血小板减少、头痛、转氨酶升高、便秘和鼻出血。

● 帕妥珠单抗：最常见的不良反应是腹泻、脱发、中性粒细胞减少、恶心、疲劳、皮疹和周围神经病变。

● 来那替尼：最常见的不良反应是腹泻、恶心、腹痛、疲劳、呕吐、皮疹、口腔炎、食欲减少、肌肉痉挛、消化不良、转氨酶升高、指甲异常、皮肤干燥、腹胀、体重下降和尿路感染。

不同药物、不同患者出现的不良反应也不相同，但总的来说，靶向治疗的副作用相比于化疗，严重程度较轻，患者的痛苦程度也相对较轻。通常不需要给予升白药物和止吐药物治疗，也极少出现严重的脱发，但靶向治疗过程中须实时监测患者的各项生命体征及不良反应，一旦发现问题应及时处理。

治疗篇——勇敢抗击

靶向治疗对晚期乳腺癌还有效果吗？

 医生说

> 靶向晚期，延长生存

晚期乳腺癌患者采用靶向治疗可以明显延长生存期，延缓病情进展。晚期乳腺癌患者使用 1 种靶向治疗药物就可以延长一段时间的无进展生存期。如果患者在用药期间出现病情进展，可以更换其他的靶向治疗药物，继续维持治疗效果。因此，靶向治疗对于晚期乳腺癌具有较好的疗效，而且靶向治疗药物的不良反应远小于化疗，如恶心、呕吐、白细胞降低等的发生率都很低。

10 年前，晚期乳腺癌可用的有效靶向治疗药物非常少，而且价格昂贵。随着生物医学的快速发展，目前应用于晚期乳腺癌的靶向治疗药物品类繁多，已经可以分门别类，有针对性地选择：激素受体阳性乳腺癌患者可以使用 CDK4/6 的抑制剂，如阿贝西利；*PI3K* 突变的患者可以使用 PI3K 抑制剂，如阿培利司；Her-2 阳性乳腺癌患者可以使用的靶向药物更多，包括曲妥珠单抗、帕妥珠单抗、恩美曲妥珠单抗、尼洛替尼、拉帕替尼、奈拉替尼等。除此之外，还有 M2 抑制剂等其他靶点的抑制剂可以选择，目前还有大量的靶向治疗药物正在研发中。

CDK4/6 抑制剂需要服用多久？

医生说

长期服药，早期管控

由细胞周期失调和细胞周期蛋白依赖性激酶（CDK）激活导致的持续细胞增殖是肿瘤发生发展的重要标志。CDK4/6 抑制剂可靶向 ER 通路的多个关键节点，起到协同增效的抗肿瘤作用。

乳腺癌者常用的 CDK4/6 抑制剂为阿贝西利和派柏西利，主要用于激素受体（ER、PR）阳性晚期乳腺癌的治疗。CDK4/6 抑制剂的作用机制是，其进入人体后不是识别癌细胞后将其杀灭，而是作为细胞周期的调节药物，让癌细胞分裂过程的速度明显减慢，从而延长晚期激素受体阳性乳腺癌患者的生存期。

有研究显示，晚期激素受体阳性乳腺癌患者使用 CDK4/6 抑制剂的中位生存期可以达到 46 个月以上，有其他脏器转移的患者通过口服药物和后续治疗，中位生存期能延长到 4~5 年，甚至更长。针对晚期激素受体阳性乳腺癌患者，建议的 DK4/6 抑制剂的口服时间为"至病情进展"。

有些患者可能会担心服用 CDK4/6 抑制剂时间过长会存在感染风险，因为 CDK4/6 抑制剂一定程度上也会阻滞正常的细胞，引起白细胞异常，特别是中性细胞减少。实际上，不同的 CDK4/6 抑制剂的作用特点存在差别，如果早期管控好，随着治疗周期的延长，患者血液学毒性会逐渐稳定，后期就可以安全、长期地使用药物。

Her-2+++ 乳腺癌的靶向治疗效果如何?

 医生说

效果显著, 降低风险

Her-2+++, 即 Her-2 阳性乳腺癌, 其靶向治疗效果在国际上都是比较认可的, 效果显著。例如, 曲妥珠单抗对于没有淋巴结转移的早期乳腺癌可以大幅度降低癌症的复发风险和患者的死亡风险。

如果患者有腋窝淋巴结转移, 或者存在其他高危因素, 在应用曲妥珠单抗的同时联合帕妥珠单抗, 也称"双靶联合", 可以进一步降低复发风险。

对于术前化疗联合靶向治疗并没有获得病理学完全缓解(pCR)的患者, 可以选择 TDM-1 进行靶向治疗的升级。TDM-1 相对于 Her-2 "双靶联合", 可以进一步降低早期乳腺癌的复发风险和患者的死亡风险。

可用于强化靶向治疗的药物还有奈拉替尼和吡咯替尼。另外, 抗 Her-2 的靶向药物也可以应用于晚期乳腺癌患者, 如曲妥珠单抗、帕妥珠单抗、TDM-1 及吡咯替尼, 指南中均已推荐将这些药物作为复发和转移的晚期乳腺癌的一线靶向治疗药物, 可以延缓晚期 Her-2 阳性乳腺癌患者的生存期。

Her-2+++ 乳腺癌的靶向治疗除了可以延长患者的生存期, 降低复发风险外, 不良反应也很低, 主要的不良反应有心脏毒性, 即影响心脏的功能, 可以通过及时停药或调整药物, 并进行强心治疗等进行克服和逆转。

第四部分
放　疗

什么是放疗？

 医生说

> 射线治疗，针对局部

放射治疗，简称放疗，具体方式是通过放射线（如 X 射线、γ 射线等）对肿瘤进行内照射或外照射，达到使肿瘤体积缩小，从而能为手术提供机会的目的，或者达到杀伤肿瘤细胞的目的。临床上针对不同的乳腺癌患者进行放疗的目的如下。

● 根治肿瘤：适用于肿瘤生长在重要的器官或邻近重要的器官，手术切除将严重影响重要器官的功能或无法彻底切除，同时肿瘤对放射线敏感，放疗能有效控制或消灭肿瘤。

● 作为主要的治疗手段：外科手术是大多数常见肿瘤的首选治疗方法，目前外科发展的趋势是缩小早期肿瘤的手术范围，保留器官的功能，改善患者的生活质量，放疗就可作为一种辅助治疗在手术前和手术后使用，以提高肿瘤的局部控制率。

● 为手术提供机会：对于局部晚期肿瘤，无法手术切除时可先使用放疗使肿瘤缩小，使患者有接受手术切除的可能，或者单独进行放疗或放疗联合化疗。虽然晚期肿瘤的总体治疗效果有限，但还是有一部分肿瘤能通过放疗得到控制。

● 缓解晚期肿瘤患者的症状：对于局部晚期肿瘤或者已经发生远处转移的癌症患者，所有治疗方法已经不可能控制肿瘤，或者挽回生命，治疗目的多为缓解肿瘤引起的症状，提高患者的生存率，此时可使用放疗缓解肿瘤引起的严重临床症状和体征。

放疗是如何实施的？

医生说

局部仪器，全身药物

放疗的实施一般分为以下几个步骤：

● 医生开具放射治疗单。如果患者之前已经接受过放疗，需要带齐之前放疗的详细记录。

● 患者体位固定。在实施放疗前，需要固定好患者的体位。

● 放疗模拟定位。医生会在患者的体表皮肤或固定用的器具上画各种标志线，进行身体再次固定的重要标志。

● 靶区勾画。靶区分为肿瘤靶区和正常组织靶区。肿瘤靶区就是高能射线需要照射的肿瘤区域，正常组织靶区是需要保护的人体正常组织，这是放疗最复杂、最关键的步骤。医生所勾画的标记线用于保证放疗的准确性，因此在整个放疗期间，患者不可以擦洗皮肤上的标记线，如果标记线变淡，应主动找医生重新勾画。

● 放疗计划设计和验证。好的计划既应使肿瘤接受尽可能高的放疗剂量，又能保护正常的组织。设计好放疗计划后，还需要进行照射位置的验证和照射剂量的验证。

● 实施放疗。计划验证通过后，患者就能接受放疗了，也就是俗称的"照光"或"烤电"。

● 放疗后随访。放射治疗后，医生会告知患者复查的时间，以随访观察疗效和副作用，患者一定要根据医生要求的频率进行随访。

局部放疗有两种方式，一种是使用体外的机器（外照射放疗）进行放疗，一种是在癌细胞附近放置放射性物质（内照射放疗，或

治疗篇——勇敢抗击

123

称为近距离放疗）。全身放射是让患者口服或静脉注射一种放射性物质，经血液扩散到全身，到达肿瘤组织。

乳腺癌患者适合采用哪种放疗方式，需要考虑以下条件：

- 肿瘤的类型。
- 肿瘤的大小。
- 肿瘤在体内的位置。
- 肿瘤距离对辐射比较敏感的正常组织的距离。
- 患者的总体健康情况和既往病史。
- 患者是否接受了其他癌症治疗方式，如化疗等。
- 医院和放疗科能提供的放疗类型和技术。
- 其他因素，如患者的年龄等。

什么时候开始放疗?

放疗可以在手术前、手术中和手术后使用，接受放疗的时间点取决于患者正在进行的治疗方式和治疗目标。

● 手术前进行的放疗称为术前放疗或新辅助放疗。新辅助放疗可用于缩小肿瘤体积，降低肿瘤分期，为手术切除提供条件，降低术后复发的可能性。乳腺癌术前放疗适用于以下情况：

– 乳腺癌原发灶大，无法手术，新辅助化疗、内分泌治疗效果不佳。

– 乳腺癌原发灶有局部皮肤水肿，病灶或淋巴结与胸肌、周围组织粘连。

– 炎性乳腺癌争取手术治疗时。

● 手术过程中进行的放疗称为术中放疗。术中放疗可以是外照射放疗或近距离放疗。在手术过程中进行放疗时，需要对肿瘤附近的正常组织进行物理防护以免受到辐射。乳腺癌术中放疗适用于以下情况：

– 豁免术后放疗。

– 减少术后放疗次数和剂量。

● 手术后进行的放疗称为术后放疗或辅助放疗。乳腺癌术后放疗适用于以下情况：

– 淋巴结出现转移。

– 乳腺癌原发灶侵犯皮肤。

治疗篇——勇敢抗击

– 姑息性手术治疗后。

乳腺癌患者手术后进行辅助放疗的目的是杀灭保乳术后的同侧乳房、乳房切除术后的胸壁以及区域淋巴结中潜在或残留的肿瘤细胞，从而降低乳腺癌的复发风险、延长患者的生存期和提高治愈率。原则上，所有接受保乳手术后的患者（包括导管内癌和浸润性癌）都需要接受术后放疗，但是也有部分低危老年乳腺癌患者，在经过多学科讨论后，可以不做术后放疗或者接受短疗程的"部分乳腺照射"。对于术后不计划接受辅助化疗的患者，辅助放疗推荐在术后4至8周内开始。对于术后接受辅助化疗的患者，辅助放疗原则上应该在辅助化疗结束后8周内开始。放疗开始时患者的血常规和肝肾功能等血液指标应恢复正常，且双侧上肢上举、外展等功能基本恢复。

如果患者同时接受化疗和放疗，就是常说的同步放化疗。化疗和放疗的结合可能杀死更多的癌细胞，增加治愈的可能性，但也可能导致更多的不良反应。

放疗会让患者有辐射性吗？

辐射较低，远离孕幼

外照射放疗不会让接受治疗的患者有辐射性。

在临时的近距离治疗中，放射性物质放置在体内时，患者是有辐射性的，一旦放射性物质被取出，患者就不再具有辐射性。接受临时的近距离放疗的患者通常会被安排在医院的特殊房间中，保护其他人免受辐射。

在永久性近距离放疗中，放射源植入后，植入材料在数天、数周或数月内都有放射性。在此期间，患者是有辐射性的。但是到达皮肤表面的辐射量通常很低。但无论如何，这种辐射可以通过辐射监测器检测到，在数天或数周内需要限制患者与孕妇和儿童接触。

某些类型的全身放疗可能会暂时使患者的体液（如唾液、尿液、汗液或粪便）具有低水平的辐射，患者可能需要在这段时间内限制与其他人的接触，特别是避免与 18 岁以下的儿童和孕妇接触。

治疗篇——勇敢抗击

放疗有哪些不良反应？

医生说

疲劳恶心，皮肤问题

和化疗会不可避免地杀死正常细胞一样，放疗也会破坏正常细胞，导致不良反应。

放疗可以引起早期（急性）和晚期（慢性）不良反应。急性不良反应发生在治疗期间，慢性不良反应发生在治疗结束后的数月甚至数年。

● 早期（急性）不良反应是由于正在治疗的部位迅速分裂的正常细胞受损造成的。这些影响包括暴露于辐射下的皮肤刺激或皮肤损伤。例如，当头部或颈部放疗时出现唾液腺受损或脱发，或下腹部放疗时出现尿频、尿急、尿痛等问题。治疗结束后，大多数急性不良反应消失，但一些不良反应（如唾液腺损伤）可以是永久性的。临床上现在可以使用辐射保护剂，预防放疗的急性不良反应。

● 疲劳是放疗的一种常见不良反应，不管身体的哪一部分接受放疗。腹部放疗时，恶心或呕吐是常见的不良反应；脑部接受放疗时，有时也会发生恶心或呕吐。这些不良反应可以使用药物缓解。

● 放疗的晚期（慢性）不良反应可能发生，也可能不会发生。根据治疗的部位，晚期不良反应包括纤维化、肠道损伤、记忆丧失、生育功能受损等。极少数情况下，可能出现因辐射引起的第二种癌症。一般来说，接受放疗的儿童或青少年癌症患者患第二癌症的终生风险最高。

如何决定该不该放疗？

医生说

存在争议，咨询专科

乳腺癌放疗的"严格标准"目前仍存在争议。患者该不该放疗取决于手术类型，肿瘤是否已经扩散到淋巴结或身体其他部位，以及患者的年龄。肿瘤较大，累及皮肤也可能需要放疗，具体可以根据情况选择一种类型的放疗，或者不同类型放疗的组合。一般情况下，当患者符合以下条件之一时，就可以进行放疗：

● 保乳手术后（全乳区域）。

● 腋窝淋巴结清扫术后，腋窝淋巴结转移数量 ≥ 4 个（胸壁 + 腋窝淋巴区域）。

● 前哨淋巴结阳性，未行腋窝淋巴结清扫（胸壁 + 腋窝淋巴区域）。

● 原发肿块位于中央或内侧象限，且存在腋窝淋巴结转移。

● 年龄 ≤ 35 岁，且存在腋窝淋巴结转移。

● 治疗前影像学诊断为内乳淋巴结转移可能较大，或经病理检查证实为内乳淋巴结转移。

除上述情况外，还存在一些临床具有争议的情景，例如当腋窝淋巴转移数量为 1~3 个时是否需要放疗，此类情况需要综合主治医生和放疗科医生的意见后得出最优方案。

治疗篇——勇敢抗击

放疗一般需要进行多少次?

 医生说

情况不同，标准不同

乳腺癌放疗次数要根据肿瘤大小、病理分期及患者的病情严重程度来决定，针对不同情况有不同的标准，但是乳腺癌术后辅助放疗标准相对统一。

按照目前的常规分割放疗方法，乳腺癌放疗一般为 25 次，之后有可能对手术疤痕或局部补放疗 5~10 次。目前有研究认为可以缩短放疗疗程，如果术后可以采取比较大的分割方法，就可以把放疗次数降低至 17~20 次，但这种方式并未得到广泛认可。

此外，乳腺癌的放疗根据乳腺癌类型而异。如果是晚期姑息性放疗，可能存在个体差异；骨转移的姑息性止痛放疗可能需要 10 次；脑转移的姑息性止痛放疗需要 10~15 次；局部肿块的照射止血要根据实际情况来确定放疗次数。

乳腺癌放疗次数	
方法或部位	**放疗次数**
常规分割疗法	一般 25 次，之后对手术瘢痕和局部补放疗 5~10 次
晚期姑息性放疗	存在个体差异
骨转移姑息性止痛放疗	一般 10 次
脑转移姑息性止痛放疗	10~15 次
局部肿块照射止血	根据实际情况确定

放疗患者是否需要使用"升白针"？

放疗在杀灭癌细胞的同时，不可避免地会对正常组织产生一定的损伤和副作用，包括骨髓抑制、消化不良等，但是乳腺癌放疗过程中"升白针"的使用与否应根据患者的病情程度来确定，当患者经放疗后出现白细胞数量下降时，就可能需要使用升白针。

通常情况下，乳腺癌患者在进行放疗时，已经经历过多次化疗，如果患者自觉"有一定治疗经验"，在放疗阶段偶尔出现白细胞降低后自行使用升白针，是非常不提倡的！放疗和化疗的治疗过程和不良反应处理时机完全不同，不仅治疗节奏大相径庭，升白针的使用时机和使用次数也不同，因此，不建议患者自行用药。

现在市面上的升白细胞药物种类繁多，除了传统的"短效升白针"，如重组人粒细胞刺激因子注射液，还可以使用聚乙二醇化的"长效升白针"，如聚乙二醇化重组人粒细胞刺激因子注射液、硫培非格可亭注射液。在放疗的某个阶段是应该使用"长效升白针"还是"短效升白针"？具体什么时间使用？如何使用？剂量多少？还需要根据患者放疗的实际情况，在专业医生指导下用药。

治疗篇——勇敢抗击

131

第五部分
内分泌治疗

什么是内分泌治疗？

调控激素，延长生存

乳腺不同于人体其他器官，在女性的整个生育期乳腺始终会受到性激素的影响，例如，月经期间的乳房胀痛，怀孕期间的乳房发育等，同样地，一些乳腺癌的发生、发展也依赖于性激素的调控，临床上所见的大部分乳腺癌都是激素依赖型。乳腺癌的内分泌治疗是指临床上使用一些药物阻断性激素对癌细胞的促进作用，其作用机制包括两种，一种是可以降低雌激素水平，让肿瘤得不到雌激素的刺激；二是抑制雌激素的合成，从源头降低激素水平，即使体内有雌激素，也避免其与癌细胞结合，通过切断雌激素的来源或减少雌激素的供应，最终使肿瘤细胞死亡，达到治愈乳腺癌的目的。

雌激素受体（ER）与孕激素受体（PR）是衡量乳腺癌能否进行内分泌治疗的重要指标，这两项指标见于免疫组化的报告单中。一般情况下，当乳腺癌患者的 ER、PR 阳性，即激素受体阳性时可以给予内分泌治疗。内分泌治疗可以抑制雌激素受体，不让雌激素与其受体结合，达到抑制肿瘤细胞生长的作用。当乳腺癌患者的 ER 和 PR 均为阳性时，内分泌治疗效果更好。

需要注意的是，内分泌治疗和化疗不同，化疗一般需要几个周期，而内分泌治疗是一个长期的过程，需要 5 年、10 年甚至更长时间，但是，坚持才能取得良好的疗效。

治疗篇——勇敢抗击

内分泌治疗用时多长？

医生说

5 至 10 年，因人而异

内分泌治疗是长期持续对患者的身体进行内分泌调节，多用于激素受体（ER、PR）阳性的浸润性乳腺癌。

内分泌治疗药物既没有化疗药物的细胞杀伤作用，也没有分子靶向药物的靶向杀伤作用，它们是通过调整体内的激素水平或者体内激素的转化，从而调整体内激素对肿瘤细胞的作用，达到降低复发风险的目的。内分泌治疗药物虽然不能直接杀伤癌细胞，但是由于乳腺本身是内分泌器官，药物对于体内激素的调节可以达到降低复发风险的作用。

使用内分泌治疗药物时，无论是选择他莫昔芬、托瑞米芬，或者是来曲唑、阿那曲唑、依西美坦等，都需要遵守最少 5 年的标准治疗期。近 10 年来不断出现新的循证医学证据，发现部分患者在 5 年的内分泌治疗用药之后，继续服用作用不大，这些患者一般处于癌症早期。但具有一定高危因素（如家族史、较年轻）的患者在完成 5 年的内分泌治疗方案之后，如果继续服用 5 年，可以进一步降低复发风险，因此，5 年的内分泌治疗标准方案已经被打破。最新的研究数据显示，一部分患者服用内分泌治疗药物 10 年之后，还可以再延长 5 年，将内分泌治疗延长到 15 年，也许在未来，随着研究的深入，部分乳腺癌患者可以更长期地服用内分泌治疗药物，以防止复发，延长生存期。

常用的乳腺癌内分泌治疗药物有哪些?

乳腺癌内分泌治疗药物根据作用机制不同可分为抗雌激素药，芳香化酶抑制剂（AI），促黄体生成素释放激素（LHRH）类似物，以及其他多种类型的药物。临床上常用的乳腺癌内分泌治疗药物如下。

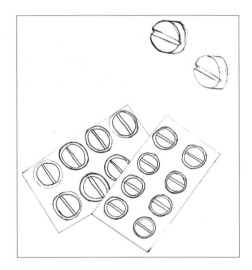

● 抗雌激素药物：通过与雌激素受体（即 ER）结合，阻断雌激素对其受体的作用。

– 他莫昔芬（TAM）。他莫昔芬可以抑制绝经前、后 ER 阳性乳腺癌生长，延长无病生存期，减少乳腺癌患者对侧乳腺癌的发病率。

–托瑞米芬。托瑞米芬是他莫昔芬的衍生物，其抗肿瘤机制与他莫昔芬相似，对治疗绝经前、后女性乳腺癌也有一定疗效。与他莫昔芬不同的是，托瑞米芬可以提高血清高密度脂蛋白胆固醇水平，临床应用未发现致骨髓抑制及严重心、肝、肾功能异常，长期服用的安全性和耐受性都比较好。既往患有子宫内膜增生或严重肝衰竭患者禁止长期服用托瑞米芬，有血栓性疾病史的患者一般也不宜接受托瑞米芬治疗。

● 芳香化酶抑制剂（AI）：通过抑制芳香化酶的活性，阻断卵巢以外组织中雄烯二酮和睾酮经芳香化作用转化成雌激素，由此达到抑制乳腺癌细胞生长、治疗肿瘤的目的，仅适用于绝经后患者。

–来曲唑，对芳香化酶具有选择性和竞争性的强力抑制活性，用作辅助内分泌治疗具有很好的疗效且副作用小，患者依从性高。

–阿那曲唑，具有强力芳香化酶抑制作用，作为绝经后女性晚期乳腺癌的一线治疗药物效果较好，特别是对 ER 阳性患者。

–依西美坦，为第三代芳香化酶抑制剂，用作绝经后女性晚期乳腺癌的二线治疗药物疗效较好。

乳腺原位癌必须要服用他莫昔芬吗？

医生说

预防健侧，少量服用

他莫昔芬是一种抗雌激素作用的内分泌治疗药物，可以阻断雌激素，降低乳腺癌复发和进展的风险。内分泌治疗药物导致的不良反应较小，患者服用后可出现潮热、出汗、子宫内膜增厚，甚至小概率的血栓风险，但是整体药性较为温和。相对于化疗药物而言，他莫昔芬的性价比较高、价格便宜、不良反应低，但是其降低疾病复发风险的作用可以与化疗相媲美。

乳腺原位癌是一种极早期乳腺癌，是指癌细胞并没有突破乳腺导管的基底膜，因此理论上讲不具有远处转移的可能。乳腺原位癌患者如果进行乳房全切手术，一般不需要服用他莫昔芬；如果进行保乳手术，按照美国国立卫生研究院（NIH）的乳腺癌治疗指南，患者可以服用他莫昔芬降低局部复发风险。

对于乳腺原位癌患者，医生可能更加关注的是患者另一侧正常乳房的发病风险。虽然乳腺原位癌的复发风险较低，一般患者即使不服用他莫昔芬，其整体复发风险也不会增加，但是如果服用小剂量的他莫昔芬，就可以降低对侧正常乳腺的患癌风险，实际上，这同时也降低了患者再患乳腺癌或者远处复发的风险。

枸橼酸他莫昔芬片是饭前还是饭后服用?

医生说

推荐饭后，固定时间

枸橼酸他莫昔芬片是一种抗雌激素类药物，其作用机制是调节内分泌，而不是杀伤癌细胞。激素受体阳性乳腺癌患者体内的雌激素和孕激素会附着于癌细胞表面，刺激雌激素受体和孕激素受体，促进这些信号向细胞内传导，从而导致乳腺癌细胞增殖。枸橼酸他莫昔芬片会竞争性结合到雌激素受体上，剥夺或者减少体内正常分泌的雌激素刺激乳腺癌细胞表面受体的机会，从而起到调节内分泌的作用。无论是早期乳腺癌，还是晚期乳腺癌，枸橼酸他莫昔芬片均能明显延长患者的生命，降低疾病进展的风险，延长疾病进展的时间。

关于枸橼酸他莫昔芬片的服用时间，很多患者会有疑问，究竟是应该饭前服用还是饭后服用呢? 实际上，饭前或饭后服用该药都是可以的，但推荐饭后服用，因为他莫西芬会有一定的胃肠道反应，患者服用后可能出现食欲减退、恶习呕吐、腹泻等，饭后服用可以降低药物对胃肠道的刺激。

建议患者每天固定时间服用药物，以保证达到长期、稳定的血药浓度，这样才能起到较好的治疗效果。而且，枸橼酸他莫昔芬片需要长期坚持服用，早期乳腺癌患者至少要服用 5 年，甚至 10 年，而晚期乳腺癌患者要服用至病情进展才可以停药。

服用他莫昔芬后来月经正常吗?

正常情况，无须担心

　　他莫昔芬作为雌激素受体的竞争性抑制剂，不仅能够在绝经后使用，也能够应用于绝经前的激素受体阳性乳腺癌，因此患者服药期间来月经是正常现象，月经来潮不是服用他莫昔芬导致，服药期间患者无须担心。

　　他莫昔芬无论是在月经期、非月经期或绝经后服用，均能起到治疗效果，但是芳香化酶抑制剂，如阿那曲唑、来曲唑和依西美坦等药物在应用时，患者必须达到绝经标准才能起效。

　　如果患者未绝经，那么在月经期间服用芳香化酶抑制剂一般没有效果。如果患者已经达到了绝经标准，此时使用芳香化酶抑制剂，疗效会更好。需要注意的是，如果患者在服用他莫昔芬时年龄已经超过 50 岁，且没有发生月经来潮，检测激素水平又达到绝经标准，就可以将他莫昔芬更换为芳香化酶抑制剂，以进一步降低乳腺癌的复发和转移风险。

治疗篇——勇敢抗击

服用他莫昔芬时怎样判断是否绝经？

 医生说

标准严格，注意判断

乳腺癌患者服用他莫昔芬时判断绝经的方法很多，具体如下只要满足其中的一条即可。

● 年龄：服用他莫昔芬的乳腺癌患者的年龄如果已经满60岁，即可直接判断为绝经。

● 卵巢功能抑制情况

– 卵巢切除：如果患者手术过程中已经切除了双侧卵巢，便符合绝经标准；

– 卵巢功能衰竭：长期进行卵巢放疗可以使其功能衰竭，也能达到绝经标准；

– 药物因素："肚皮针"常用的药物是醋酸戈舍瑞林和亮丙瑞林，这些药物能够抑制卵巢的功能，只要长期、稳定地注射，便能达到绝经标准。

● 激素水平：当患者既没有卵巢功能抑制，年龄也未达到60岁时，如果满足以下三个条件，即可判定为绝经。

– 服用他莫昔芬的时间至少超过1年；

– 年龄＞50岁；

– 连续激素水平检测达到绝经标准至少2次。

乳腺癌患者一旦被判定为绝经，他莫昔芬等内分泌治疗药物即可切换为芳香化酶抑制剂，如来曲唑、阿那曲唑、依西美坦等，可以明显降低患者的复发和转移风险。因此，正在服用他莫昔芬的患者应注意关注自己是否达到了绝经标准。

服用他莫昔芬后出现子宫内膜增厚怎么办？

医生说

注意监测，适时换药

激素体阳性乳腺癌患者在服用他莫昔芬、托瑞米芬等内分泌治疗药物期间，可能会出现子宫内膜增厚，因此，患者在服用他莫昔芬期间，需要定期进行超声检查。

关于子宫内膜增厚的标准，目前乳腺科医生比较统一的是，在服用内分泌治疗药物期间如果子宫内膜不超过1厘米，可以选择暂停一段时间药物，观察子宫内膜能否恢复到1厘米以内，待恢复后再继续服药。如果恢复连续用药之后，子宫内膜还是稳定在1厘米以上，或者子宫内膜已经出现了病变，就可能需要更换内分泌治疗药物，可以将他莫昔芬换成托瑞米芬，托瑞米芬的类雌激素作用比他莫昔芬低，导致子宫内膜增厚的概率也相对较低。如果患者一开始服用的就是托瑞米芬，当出现子宫内膜增厚时也可以尝试换成他莫昔芬或芳香化酶抑制剂，并进行卵巢功能抑制治疗，一般是打"肚皮针"，如戈舍瑞林、亮丙瑞林等，这些药物可以抑制卵巢功能，降低子宫内膜增厚及子宫内膜癌的发生风险。

患者仅出现子宫内膜增厚并不是更换治疗方式的指征，接下来还需要进一步诊断、尝试性停药、诊断性刮宫，检查是否有肿瘤性病变，综合判断后再确定下一步的治疗策略。

他莫昔芬停药后，患者的子宫内膜大概率会恢复正常。乳腺癌患者使用他莫昔芬、托瑞米芬等内分泌治疗药物时，虽然会使子宫内膜癌的患病风险增加，但发生率很低，小于3‰。

服用枸橼酸托瑞米芬会影响月经吗？

 医生说

会有影响，及时就诊

　　对于激素受体阳性乳腺癌，癌细胞受到体内雌激素和孕激素的作用，会增加细胞的增殖能力和转移能力。枸橼酸托瑞米芬和他莫昔芬相同，会抵抗雌激素的作用，是目前唯一可以替代他莫昔芬、应用于绝经前激素受体阳性乳腺癌的内分泌治疗药物。该药对月经会有一定程度的影响，例如，会导致月经不调、月经推迟，甚至有患者服用枸橼酸托瑞米芬期间会出现月经不来潮。

　　乳腺癌患者在服用枸橼酸托瑞米酚期间可以正常来月经，因为其应用不受患者是否绝经的影响，既可以绝经前应用，也可以绝经后应用，使用期间患者会有正常的月经来潮。需要注意的是，如果乳腺癌患者在服用枸橼酸托瑞米芬期间，因出现月经不调或者停经，去医院就诊时被建议服用类似雌激素的药物时，应牢记，不可以服用此类药物！因为患者出现月经异常的原因就是雌激素作用导致，如果使用雌激素类药物进行调整，就会降低枸橼酸托瑞米芬的疗效。

早期乳腺癌患者能服用依西美坦吗？

依西美坦是一种芳香化酶抑制剂，其主要作用机制是抑制肝脏和脂肪内的芳香化酶，芳香化酶是一种能将雄激素转化为雌激素的酶，依西美坦能够在患者的卵巢功能衰竭后进一步降低体内的芳香化酶含量，阻止雌激素的产生，是一种效果良好的内分泌治疗药物，能够降低早期乳腺癌的复发风险，延长晚期乳腺癌患者的生存期。

乳腺癌患者服用依西美坦必须同时满足以下两个条件：

● 必须是激素受体（ER、PR）阳性的浸润性乳腺癌，依西美坦对激素受体阴性乳腺癌没有效果；

● 只能应用于绝经后乳腺癌患者，依西美坦对绝经前乳腺癌患者没有效果。

绝经前的乳腺癌患者一般使用他莫昔芬、托瑞米芬这类雌激素受体的竞争性结合剂，这类药物的作用机制是与体内的雌激素竞争，结合到癌细胞表面的雌激素受体上，从而降低乳腺癌的复发风险。

如果患者达到了绝经标准，说明卵巢功能已经衰竭，体内的雌激素水平较绝经前大大降低，此时服用他莫昔芬虽然也有一定疗效，但如果服用依西美坦，可将体内的雌激素水平降到极低，使患者的预后得到极大的改善。

阿贝西利的副作用有哪些？

医生说

骨髓抑制，腹泻骨痛

阿贝西利为 CDK4/6（细胞周期蛋白依赖性激酶 4/6）抑制剂，其副作用包括腹痛、便秘、关节疼痛、骨髓抑制、疲倦等，其中腹泻和骨髓抑制最常见，需要引起重视。

● 骨髓抑制：阿贝西利有调节细胞周期的作用，可将癌细胞分裂周期延长，如原本 1 个细胞变成 2 个细胞只需要 1 天时间，现在则可能需要 1 个月，即通过影响细胞的分裂时间来达到抗癌目的。但阿贝西利在作用过程中，还可能影响正常细胞的细胞周期，如在骨髓细胞中会影响白细胞的分裂、增殖和成熟，导致白细胞等血液系统细胞下降。然而，此时的白细胞降低并不是注射"升白针"的指征，因为并不是由药物副作用引起白细胞死亡导致的，而是因为新生不足。一般情况下，Ⅰ~Ⅱ度骨髓抑制无需注射"升白针"，Ⅲ~Ⅳ度骨髓抑制时可适当停药，部分患者可能需要注射"升白针"。

● 腹泻：消化道细胞易受 CDK4/6 抑制剂的作用导致患者发生腹泻。阿贝西利导致的腹泻通常在刚开始服药的第 1 个月较严重，一天内甚至可能出现 8~10 次。但在服药 2 个月后，腹泻次数会迅速下降。对于阿贝西利引起的腹泻可通过药物干预明显缓解。

阿那曲唑片是早上还是晚上服用？

阿那曲唑片主要应用于绝经后激素受体阳性乳腺癌患者的内分泌治疗，如果患者没有达到绝经标准，则不能使用该药物。

阿那曲唑片的服用时间放在早晨或晚上均可，但是建议：

● 固定时间服用，即每天均在早晨服用或者每天均在晚上服用。阿那曲唑片的半衰期较短，需要患者连续多日稳定服用之后，才能达到稳定的血药浓度，起到较好的效果。如果患者今天是早晨服用，明天是晚上服用，反复更改服药时间，会导致血药浓度不稳定，影响治疗效果。

● 需要长期服用。对于该药通常推荐的使用年限是 5~10 年，才能降低乳腺癌的复发风险，对于乳腺癌患者来说，服用时间相对比较长，但是该药的效果比较温和，不良反应也较小。

处于月经期的患者如果服用该药，一般没有效果。如果患者没有绝经，只是没有月经来潮，也不能直接使用该药物。因为绝经前使用的药物要换成绝经后使用的药物时，需要满足判断绝经的条件（见前文），例如，必须达到一定的年龄和激素水平，或者采用人工方式使患者达到绝经标准，才能服用阿那曲唑片及同类药物。

治疗篇——勇敢抗击

阿那曲唑和来曲唑的副作用哪个小？

医生说

> 反应相似，因人而异

阿那曲唑和来曲唑都是芳香化酶抑制剂，这两种药物的副作用相似，包括潮热、骨量减少、骨质疏松等。

药物的副作用严重与否因人而异。部分患者服用阿那曲唑期间，会出现早晨肌肉僵硬（即晨僵）的不良反应较重，但是有的患者是早晨肌肉僵硬次数更多。对于这些药物不良反应，建议进行对症处理，例如，黑升麻的提取物可以对抗潮热、晨僵等类似于更年期综合征的症状，补充钙剂或者使用双膦酸盐、地舒单抗等可以对抗骨量减少和骨质疏松的发生。

如果乳腺癌患者在使用这两种药物期间，因出现了某个不良反应想要更换药物，也不可盲目和随意，因为内分泌治疗药物的应用一般要遵循一个原则：如果药物起效就要坚持服用，如果药物没有效果就要果断换药。但是需要注意的是，一旦换药后效果不好时，想要再更换回先前的药物，其可能性就非常小了。

因此，患者在服用阿那曲唑时，最好坚持、稳定服用，采取适当措施对抗不良反应。如果强烈要求将阿那曲唑换成来曲唑，后期一旦出现病情进展，需要调整治疗方案时，阿那曲唑的可选择性就非常小，这对患者来说，也是一种治疗损失。

"OFS+AI" 治疗是什么意思?

医生说

卵巢抑制，联合治疗

OFS 为卵巢功能抑制（ovarian function suppression）的英文缩写，AI 为芳香化酶抑制剂（aromatase inhibitor）的英文缩写，也是一种口服的内分泌治疗药物，这两种药物联合使用时，即常说的"OFS+AI"治疗方案。这种治疗方案是高危绝经前激素受体阳性乳腺癌患者内分泌治疗的升级方案。

● 卵巢功能抑制（OFS）：卵巢功能抑制剂抑制卵巢功能的主要方法有切除双侧卵巢或定期打"肚皮针"，"肚皮针"就是抑制卵巢功能的针剂，通过人工干预使绝经前患者达到绝经后的状态，从而可以极大地降低患者体内的雌激素和孕激素水平，因为雌激素和孕激素可以促使乳腺癌细胞，特别是激素受体阳性乳腺癌细胞增殖和转移，采用卵巢功能抑制方式就可以降低其复发和转移的风险。

● 芳香化酶抑制剂（AI）：芳香化酶抑制剂是一种适用于绝经后激素受体阳性乳腺癌患者的内分泌治疗药物，包括来曲唑、阿那曲唑和依西美坦等，效果较好，但对于绝经前的乳腺癌患者无效。

因此，对于高危的绝经前乳腺癌患者，可以先使用卵巢功能抑制方法，即 OFS 药物，促使患者提前绝经，之后再添加或者转换为适用于绝经后的内分泌治疗药物，即 AI，从而降低癌症的复发风险，延长患者的生存期。

治疗篇——勇敢抗击

147

内分泌治疗期间出现潮热怎么办？

 医生说

常见反应，用药改善

潮热是内分泌治疗过程中比较普遍的不良反应，是指人体忽然间感觉燥热，多数情况下，由面部、脖颈或胸部开始，蔓延至全身。潮热症状发作时，人体可出现面部明显发红、发热，常伴上半身出汗及心跳加速，有些人会大量出汗。当潮热消散时，身体会发冷或发抖。一次潮热的持续时间一般是 1 到 5 分钟，1 小时内可以重复多次，可能一天发作多次，也可能一个月只发生一两次。潮热的发作频率因人而异。内分泌治疗药物引起的潮热反应和更年期潮热的患者表现是一样的，其发生机制也相同。潮热本身不会造成严重后果，而且通常具有自限性，使用内分泌治疗药物半年左右大多数患者可以耐受。对于一些无法耐受潮热的患者，必要时可应用药物治疗。

如果药物治疗效果不佳，患者仍无法耐受潮热，就只能改变内分泌治疗方案，选择其他种类的内分泌治疗药物继续治疗。通常情况下，内分泌治疗的强度越大，患者越容易发生潮热。建议在患者能够耐受的情况下，尽量不要改变内分泌治疗方案，否则可能影响治疗效果。

内分泌治疗期间出现骨质疏松怎么办？

乳腺癌患者服用内分泌治疗药物容易引起骨质丢失，导致骨质疏松，所以内分泌治疗期间患者应坚持补钙。确定是否有骨质疏松的最佳方法是骨密度检查，骨密度检查中又分为椎体的骨密度检查和手掌的骨密度检查，其中椎体的骨密度检查更为可靠。

最好选择含有维生素 D_3 的复合钙剂，另外还可以进食含钙丰富的食物，例如牛奶、鸡蛋、豆制品、绿叶蔬菜等，并进行适当的户外活动，这样有助于增加骨密度。一天中最佳的补钙时间是晚上临睡前，可以在此时喝牛奶或吃钙片，如果加 1~2 片苏打饼干，效果会更佳。

如果患者已经出现了骨质疏松，单从生活习惯和饮食方面进行调整是不够的，需要进行药物干预，如钙片、双磷酸盐等。

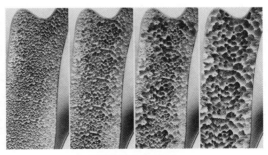

骨密度检查图片

治疗篇——勇敢抗击

内分泌治疗期间为何要用"肚皮针"？

医生说

药物绝经，提高疗效

　　我们通常所说的"肚皮针"是指注射促黄体生成素释放激素（LHRH）类似物，比如戈舍瑞林、亮丙瑞林，它们可抑制脑垂体促黄体生成素的合成，引起男性血清睾酮和女性血清雌二醇水平下降，可以简单地理解为把患者从绝经前的状态变成绝经后的状态，或者称之为卵巢功能抑制（OFS）治疗，对此类患者可以使用一些对绝经后患者特别有效的药物。

　　"肚皮针"适用于采用激素治疗的绝经前期及绝经期女性乳腺癌患者，每4周（28天）用药一次，可在无组织蓄积的情况下保持有效的血药浓度，在肝、肾功能障碍患者中的药代动力学也无明显变化，不需要调整剂量。患者在初次使用后约21天时血清雌二醇浓度开始受到抑制，后者能随以后每28天一次的继续治疗维持在绝经后水平。

　　卵巢功能抑制治疗会引起明显的骨质丢失，研究显示，6个月疗程结束时椎骨骨矿物密度平均下降4.6％，停药6个月后恢复到低于基线值2.6％，所以已知有骨代谢异常的女性乳腺癌患者使用"肚皮针"时应慎重。除骨质丢失外，戈舍瑞林还有一些其他不良反应，包括皮疹、潮红、头痛、抑郁、阴道干燥及乳房大小的变化等。

使用内分泌治疗还需要切除卵巢吗？

医生说

根据自身，慎重选择

对于乳腺癌女性患者来说，卵巢切除是最有效、后期最方便的绝经方法，可以选择切除，也可以应用卵巢功能抑制剂，即OFS类药物，例如戈舍瑞林、亮丙瑞林，达到绝经的效果。

虽然用药物干预或者手术切除卵巢都能够达到绝经的目的，但是两者之间还是存在着比较大的差别。

手术切除卵巢可以一步到位地使患者达到绝经标准，总体花费少，手术过程比较简单，使用腔镜下微创手术就可以完成，但是卵巢切除会使患者失去生育功能。使用OFS药物进行卵巢功能抑制可以保留患者的生育功能，十分适合年轻患者，但每个月进行药物注射比较麻烦，也会增加花费。患者选择这两种方案时建议从下面三个方面来考虑：

- 我保留卵巢的功能到底有什么用（如生育需求）？
- 我的经济能力能否承担卵巢功能抑制药物的花费？
- 能否坚持每个月按时注射药物？

因此，对于行内分泌治疗的乳腺癌患者来说，选择停经方法时，应慎重考虑，根据自己的情况和医生的建议，做出最适合自己的选择。

什么是内分泌治疗前绝经？

 医生说

绝经前后，用药不同

乳腺癌患者在使用内分泌治疗之前，除了要判断患者的激素受体是否为阳性以外，判断患者是否绝经也是决定内分泌治疗方案的重要依据。目前乳腺癌患者的绝经判断标准多种多样，中国癌症研究所乳腺癌专业委员会专门制定了适用于中国女性的绝经判断标准，具体的判断标准如下。

▨ 子宫完整的患者

● 年龄＞50岁的患者，化疗后或在服用SERM类（他莫昔芬）药物期间闭经≥12个月，同时E2（雌二醇）及FSH（卵泡刺激素）水平连续测定至少3次均达到绝经后水平。

● 年龄＞45岁且＜50岁的患者，化疗后或在服用SERM类（他莫昔芬）药物期间闭经＞24个月，同时E2（雌二醇）及FSH（卵泡刺激素）水平连续测定至少3次均达到绝经后水平。

● 年龄＜45岁的患者，由于卵巢功能恢复的概率较大，不适用此标准。

▨ 子宫不完整的患者

● 年龄＞50岁的患者，化疗期间闭经超过12个月，同时E2（雌二醇）及FSH（卵泡刺激素）水平连续测定至少3次均达到绝经后水平。

● 年龄＞45岁且＜50岁的患者，化疗期间闭经超过24个月，同时E2（雌二醇）及FSH（卵泡刺激素）水平连续测定至少3次均达到绝经后水平。

● 年龄＜45岁的患者，由于卵巢功能恢复的概率较大，不适用此标准。

绝经和停经的区别是什么？

停经是指女性月经周期的停闭，月经周期超过 7 天以上没有来称为月经延迟。如果月经停闭的时间超过了 6 个月或者超过原来自身周期的 3 个周期就称为闭经，多见于内分泌紊乱、神经性应激、突然的体重下降以及药物因素等。停经分为生理性停经和病理性停经。

● 生理性停经：主要出现在月经初潮以前、绝经以后或者女性在哺乳期、妊娠期也可以出现生理性停经。

● 病理性停经：往往跟内分泌功能紊乱或者人工流产术后宫腔粘连，或者卵巢功能减退、卵巢早衰等有关，如果是育龄期女性出现月经周期的停闭要排除妊娠，再进行妇科 B 超检查和性激素检测等来明确病变的原因。

绝经和停经有着本质上的区别。女性绝经后，一般不会再有月经了，是卵巢真正衰退，闭经是卵巢功能彻底衰退的表现。乳腺癌患者绝经以后，疾病的复发风险会降低，换一个角度来说，绝经的状态对于乳腺癌患者可以起到保护作用。早在 100 多年前，当时的医生就发现，通过切除乳腺癌患者的卵巢，可以治疗乳腺癌的转移病灶，延长患者的生存期。除此之外，绝经以后的内分泌治疗药物选择也和绝经前完全不同。绝经以后可以选择药物疗效更好的芳香化酶抑制剂来降低激素受体阳性乳腺癌患者的复发风险。

临床上通过性激素 6 项或卵巢功能衰退指标检测抗米勒管激素（AMH）可以确定患者究竟是绝经还是停经，乳腺癌患者只有真正达到绝经的标准，才能以此为依据选择相对应的内分泌治疗药物。

治疗篇——勇敢抗击

什么是强化内分泌治疗？

 医生说

　　药物强化，时间强化

　　乳腺癌患者的强化内分泌治疗包括两个方面的强化，分别是治疗药物的强化和治疗时间的强化。增加治疗药物的种类，或者使用更高效的药物进行治疗，即可称为内分泌的强化治疗，例如人工绝经＋更换芳香化酶抑制剂。延长内分泌治疗的时间也是强化内分泌治疗的一种方式，例如内分泌治疗 5 年期完成以后，延长为 10 年。

　　强化内分泌治疗是近几年才兴起的治疗方式。由于以前我们很少关注内分泌治疗患者的其他高危因素，内分泌治疗的药物模式比较固定，疗效可靠，因此激素受体阳性乳腺癌患者通常都会接受固定一致的内分泌治疗药物，来降低他们的复发风险。但是新的临床研究数据带给了我们以下提示：

　　● 具有高危因素的激素受体阳性乳腺癌患者就算进行了内分泌治疗，也比其他患者的复发风险高。

　　● 延长这些患者的治疗时间，或者是提高治疗强度，可以进一步降低乳腺癌复发风险。

　　因此，临床上医生一般会选择分期、分级比较高，相对较年轻的高危乳腺癌患者，对她们提升内分泌治疗方案的强度，或者是延长用药时间，实现内分泌治疗的强化。

哪些患者需要进行强化内分泌治疗？

医生说

中危高危，适当强化

强化治疗这个概念，近些年才慢慢兴起，这也是乳腺癌个体化治疗的趋势。

既往同一个病期的乳腺癌患者，治疗方案基本一致，但是后来我们发现，即使是同一个分期、分型的乳腺癌患者，他们之间也是有差别的，例如，患者的 Ki-67 值和肿瘤生物学分级，这些差别会导致原本病情相似的患者预后不同。因此出现了疑问，到底哪些患者容易复发？哪些患者的病情趋于稳定？随着新辅助化疗方法的出现，答案逐渐明了。相同分期、分型的乳腺癌患者，一部分患者的化疗效果非常好，可以达到病理学完全缓解（pCR），另外一部分患者的化疗效果就不太理想，术后病灶内还有癌细胞残存，而且有一部分患者错失了新辅助化疗的机会，这对我们甄别高危患者进行强化治疗帮助很大。

当然，并不是每个患者都适合强化内分泌治疗，换句话说，是否行强化内分泌治疗与治疗效果并不完全成正比，对于一些低危乳腺癌患者，强化内分泌治疗的疗效并不确切，而且会加重患者的身体和经济负担。

因此，确定哪些患者可以使用强化内分泌治疗时，医生是根据患者的年龄、组织学分级、淋巴结转移程度、雌激素受体（ER）/孕激素受体（PR）阳性程度、Ki-67 值等因素进行综合考虑后的选择。

内分泌治疗和化疗能同时进行吗？

 医生说

> 常规序贯，个别联用

内分泌治疗一般与化疗不同时进行，而是序贯使用，即先完成一种治疗，随后再完成另外一种治疗，但内分泌治疗可与放疗同时进行。很多临床试验证实，内分泌治疗和化疗联用并没有起到更好的效果，反而会增加不良反应。对于早期乳腺癌患者，一般化疗在前，持续 3~4 个月，内分泌治疗在后，持续 5~10 年，提前进行内分泌治疗是没有必要的。然而，也存在一些特殊的情况，当患者存在以下情况时，内分泌治疗可与化疗联用。

● 对于绝经后激素受体阳性的老年女性乳腺癌患者，因年龄过大、基础疾病多、体质弱，难以承受标准化疗，可采用芳香化酶抑制剂（AI）联合口服化疗药（如卡培他滨）方案治疗。

● 有研究表明，氟维司群有降低紫杉醇和 5- 氟尿嘧啶耐药，增强紫杉醇疗效的作用。

● 对于 Her-2 阳性 /HR 阳性的早期乳腺癌患者，TDM-1（恩美曲妥珠单抗）联合内分泌治疗不会产生拮抗作用，对于此类型乳腺癌晚期患者，如果因年龄较大不耐受全身化疗联合靶向治疗，可考虑内分泌治疗联合化疗的方案。

采用内分泌治疗联合化疗的乳腺癌患者在治疗过程中应当密切关注不良反应，及时和医生沟通，按时返回医院复查，定期检查肝肾功能，不可盲目连续用药。

伊问乳腺癌医答

指导篇
——坚定信心

刚刚确诊乳腺癌，该怎么办？

仔细排查，确定分期

　　当患者确诊乳腺癌后，最重要的事情就是明确是否有远处脏器转移，这会影响治疗方案的选择和远期效果，也是判断早期患者和晚期患者的关键步骤。在大多数患者和家属的主观意识中，会将乳腺癌分为早、中、晚期，但是医生在临床上，是根据乳房原发病灶的大小、周围淋巴结转移的状态以及是否出现了远处转移，将乳腺癌患者分为1、2、3、4四个分期，其中4期乳腺癌被认为是晚期。

　　乳腺癌最容易出现局部转移的部位是腋窝淋巴结，最容易出现远处转移的器官是骨骼、肺、肝脏和大脑。没有出现其他远处器官转移的患者一般归类为早期乳腺癌，早期乳腺癌通过手术、化疗、放疗、靶向治疗、内分泌治疗等一系列治疗措施，一般都可以根治。如果患者出现了远处其他器官的转移，就归类为晚期患者，晚期乳腺癌虽然无法根治，但是可以通过规范的治疗获得比较长的生存期。当患者确诊乳腺癌后，医生会第一时间对其进行脏器评估，我们称之为"基线评估"，可以通过 B 超、CT、核素显像等方法对各个脏器进行筛查，或者行全身 PET-CT 检查，确定是否存在远处器官转移。

　　需要强调的是，同侧腋窝淋巴结转移不属于远处器官转移，因此不能归为晚期乳腺癌患者，一般视为早期患者，进行相应治疗。

乳腺癌患者如何调整心理状态？

医生说

乐观面对，满怀希望

乳房不仅是人体器官，也是女性形体美的重要组成部分，因此乳腺癌不仅是躯体疾病，还会导致心理障碍。所有乳腺癌患者在确诊时都会经历震惊—否认—焦虑—对抗—接受的过程。目前临床上常用的需要切除乳房和浸润淋巴结的乳腺癌根治术对患者的心理也会造成很大影响。因此，乳腺外科医生在治疗躯体疾病的同时也会关注患者的心理，这也是乳腺癌术后综合治疗的重要组成部分。

1979年，格利首次应用心理测试方法分析了乳腺癌患者术后心理状态对其日后生活的影响。他将术后患者的心理状态分为四种类型。

● 拒绝否定型：此类患者常说："我没有患癌，医生因为谨慎，才切除了我的乳腺"。

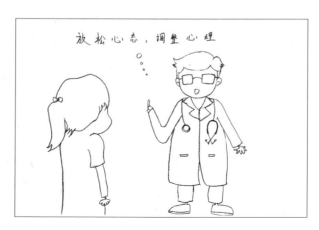

放松心态，调整心理

● 征服型：此类患者常说："我一定能够战胜乳腺癌"。

● 被动接受型：此类患者认为："我知道是乳腺癌，但医生已经按常规给我做了治疗，只能这样了"。

● 无助型：此类患者常说："他们对我的病什么都没做，我完了"。

该研究结果发现，前两种类型患者的术后正常生存率较后两者显著延长。由此可见，不同的心理状态确实影响乳腺癌患者的治疗效果。

1989 年，一项研究对同龄人之间交流、鼓励患者情感表达、放松疗法及自主催眠等心理介入疗法对转移性乳腺癌患者的生存影响进行了分析，结果显示，心理介入疗法可以显著改善疾病的进展，延长患者的生存期。

和许多其他疾病一样，乳腺癌患者的心理问题也具有普遍性和隐蔽性。在对抗乳腺癌方面，患者的心态很重要，心理状态对于乳腺癌康复起着很大作用。

1979 年，一位女性乳腺癌患者进行了手术治疗和化疗，几年后肺部出现了癌转移，医生预测她的生命仅剩下 3 个月，但该患

改善乳腺癌患者心理状态的建议
·保持微笑。
·使用积极的语言。
·多回忆美好的场景。
·摒弃消极的思想。
·多交朋友。
·更宽容地对待他人。
·更亲切地对待自己。
·平静下来，身体放松。
·恢复正常的生活。

者一直活到了 1997 年，比医生的预测时间整整多活了 18 年！事实上，当她知道自己的生命只剩下 3 个月的时候，决定全力以赴帮助自己在配合医生治疗的同时，开始修改自己的食谱，适当锻炼，进行放松训练，并接受定期的康复治疗。她还组织了一个癌症互助小组，在帮助自己的同时帮助别人。她的生活过得积极、乐观、充实、充满了希望！于是，奇迹发生了！

　　心理免疫学研究证明，欢笑、乐观和希望以及其他积极的情绪可以增强我们的免疫系统。日本的一项研究表明，欢笑能够平衡和提高人体内淋巴细胞和白细胞的活性，增强免疫力。美国匹兹堡大学癌症研究所的桑德拉教授对 36 位乳腺癌晚期复发女性的研究发现，7 年后依然存活的患者有一个共同的特点——快乐的情绪，而那些情感压抑的人则先丧失了对生命的主动权。

乳腺癌的误诊概率大吗？

目前随着乳腺癌诊断技术的进步，误诊的概率已经非常小了。误诊的情况一般见于以下情况：漏诊乳腺癌，或者最开始诊断为良性疾病，错过了早期治疗时机；原本处于乳腺癌早期，但由于不及时治疗，延误治疗时间过长，导致远处脏器转移。

以往的数据显示，有 30% 左右的患者在确诊乳腺癌时，已经出现了远处脏器转移。但是目前初诊时出现远处脏器转移的患者比例小于 10%，即绝大多数乳腺癌患者在就诊时为早期乳腺癌，并没有出现脏器转移，可通过规范的治疗方法得到根治。因此，只要就诊及时，绝大多数乳腺癌患者诊断时可以处于疾病初期阶段。当然，所有确诊乳腺癌的患者都需要排查是否有脏器转移。

为了避免乳腺癌误诊，建议年龄 ≥ 35 岁的女性常规进行乳腺癌筛查，如果有直系亲属患乳腺癌，应将筛查年龄提前至 25 岁。

常规乳腺癌筛查方法包括乳腺超声和乳房钼靶（X 线）检查。超声检查较适合年轻女性，而钼靶检查较适合围绝经期或绝经期女性。如果发现可疑乳腺肿瘤，还可以通过乳腺增强磁共振检查明确诊断，必要时需行病理活检，以获得准确的病理诊断，从而避免误诊、漏诊。

指导篇——坚定信心

双侧乳腺癌多见吗？

 医生说

> 双侧乳癌，比较少见

双侧乳腺癌通常只占所有乳腺癌人群的 1%。双侧乳腺癌可分为两种情况，一种情况是双侧乳腺同时发现乳腺癌，另一种情况是一侧乳房发生乳腺癌后，经过根治性治疗，在若干年或一段时间后，对侧乳腺发生乳腺癌，这种情况较少见。

双侧乳腺癌的分子分型不同，治疗方法也有所变化。如果第一次乳腺癌确诊时是三阴性乳腺癌，治疗过程中，全身治疗只能是化疗，不包括内分泌治疗和靶向治疗。如果第二次诊断为乳腺癌时出现激素受体（ER、PR）阳性或 Her-2 阳性，则需要转换治疗策略，增加内分泌治疗和靶向治疗，来降低复发风险。

双侧乳腺癌可以治愈，即使一侧乳腺癌是对侧转移而来，也不算作是Ⅳ期乳腺癌（即晚期乳腺癌）。只是做手术时，需要对双侧乳腺进行切除，还需要进行化疗、放疗，且根据双侧乳腺癌的免疫组化结果，有针对性地进行内分泌治疗和靶向治疗。

对双侧乳腺癌患者进行手术时也需要对其双侧腋窝进行评估，如果有腋窝前哨淋巴结转移，还需要进行整个腋窝淋巴结清扫。双侧乳腺癌的复发风险稍高于单侧乳腺癌，但是经过规范、合理的治疗，加上定期复查，整体预后较好。

1 毫米的乳腺微小浸润性癌需要治疗吗？

医生说

属较早期，仍需治疗

乳腺微小浸润性癌的定义是癌细胞突破基底膜，突破范围 ≤ 1 毫米。1 毫米的乳腺微小浸润性癌应该算是一种幸运癌，因为癌细胞刚突破乳腺的基底膜，属于早期乳腺癌。此类患者需要治疗，但治疗强度和治疗方案较临床常见的浸润性乳腺癌弱。

如果癌细胞在乳腺导管内形成后，刚突破基底膜还不到 1 毫米时被发现，就可以通过手术切除进行治疗。

如果患者有导管内癌，伴微小浸润，或者只是存在微小浸润不到 1 毫米的病灶，说明分期较早，这时出现腋窝淋巴结转移的风险较小，出现远处脏器的转移风险更小，根治的概率较高。

但是，即使是 1 毫米的微小浸润性癌也是恶性肿瘤，只是分期比较早，必须遵循乳腺癌治疗规范进行根治。无论选择保乳手术还是乳房全切术，都要按照恶性肿瘤的标准手术范围进行切除，之后根据患者的年龄、肿瘤生物学分级、分子分型以及手术之后是否发现远处淋巴结转移，制订后续的治疗方案。

如果患者需要进行化疗，小于 1 毫米的微小浸润性乳腺癌的化疗周期比临床常见的浸润性乳腺癌短，靶向治疗及内分泌治疗通常也不需要额外强化，采用标准方案治疗即可。

2.5 厘米的乳腺癌是早期吗？

 医生说

> 肿瘤虽小，未必早期

肿瘤直径 2.5 厘米是判断早期和晚期乳腺癌的主要依据之一。早期和晚期乳腺癌的判断一般从以下三个方面进行考虑。

● 肿瘤大小：通常肿瘤大小按照 TNM 分级分为 4 个等级，T1 是肿瘤 <2 厘米，T2 是肿瘤 >2 厘米但 <5 厘米，T3 是肿瘤 >5 厘米，T4 是肿瘤已经侵犯胸大肌或乳房皮肤。直径 2.5 厘米的肿瘤属于 T2 期，分期较小，也是我国常见的乳腺癌大小。

● 淋巴结转移状态：淋巴结出现转移并不是晚期的表现，因为乳腺癌比较容易出现腋窝淋巴结转移，转移数量越少，复发风险便越低，如果转移数量较多，可能需要通过强化治疗降低其复发风险。

● 远处脏器转移状态：如果患者已经出现远处脏器转移，就归为晚期，其中最常见的转移部位是骨骼，但是骨转移对乳腺癌患者的生命威胁不大，而大脑、肝脏、肺等生命脏器的转移对患者的生命会有直接威胁。

因此，早期乳腺癌的判断不是仅根据肿瘤大小，要考虑其他因素。

乳腺癌易复发转移看哪个指标？

乳腺癌易复发、转移需要看高危因素，容易导致乳腺癌复发、转移的因素就是高危因素，主要包括以下几个因素。

● 分期。分期反映了乳腺癌的严重程度，包括是否有扩散及扩散的程度，主要参考指标是原发灶的包块大小、腋窝淋巴结的转移状态，以及是否有远处脏器转移等。如果出现远处脏器转移，说明复发风险较高。如果没有出现远处脏器转移，但是有腋窝淋巴结转移，也属于早期。原发包块是越小越好，淋巴结转移数目是越少越好，当然，没有转移最好。

● 分级：分级包括 1 级、2 级和 3 级。1 级的复发风险最低，3 级最高，分级结果在病理报告单的免疫组化报告中可以看到。

● 分型：根据雌激素（ER）、孕激素（PR）、人表皮生长因子受体 –2（Her–2）这三个免疫组化指标，可将患者分为

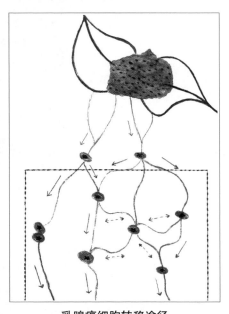

乳腺癌细胞转移途径

激素受体敏感性和激素受体不敏感性乳腺癌，用于判断患者是否可以使用内分泌治疗。Her-2 阳性和阴性主要用于确定肿瘤对抗 Her-2 的靶向治疗药物是否敏感。之前 Her-2 阳性一直是治疗效果差的乳腺癌指标，现在随着抗 Her-2 的靶向药物的出现，Her-2 阳性患者的治疗效果已经得到了极大的改善。

● 其他方面：患者的家族史、*BRCA* 基因突变情况、患者的年龄等也是乳腺癌复发和转移的影响因素。如果发生乳腺癌时患者的年龄较小，就是乳腺癌的高危因素，有数据显示，年轻乳腺癌患者的复发风险相比于老年患者高。此外，有些治疗，特别是内分泌治疗和靶向治疗的疗程不规范或者不足时，也会影响乳腺癌的复发和转移。

只有 1 个前哨淋巴结转移严重吗？

不算严重，无须紧张

乳腺癌患者在诊断时是否存在腋窝淋巴结转移，以及转移数量多少，是临床医生制订患者治疗计划时非常重要的依据。

腋窝淋巴结根据肿瘤的 TNM 分期分为 N0、N1、N2、N3 期，只有 1 个前哨淋巴结转移的患者被归为 N1 期，属于比较早期的情况，一般来说，只有 1 个前哨淋巴结转移的乳腺癌患者的病情不太严重。但是，判断乳腺癌患者的病情严重程度和评估其预后时，不仅要看前哨淋巴结转移与否及转移数量，还要看做完前哨淋巴结清扫手术之后，后续进行腋窝淋巴结清扫时的患者情况。

如果乳腺癌患者出现前哨淋巴结转移，通常情况下会切除整个腋窝淋巴结；如果乳腺癌患者没有前哨淋巴结转移，一般不需要对腋窝淋巴结进行清扫；如果患者的前哨淋巴结转移数量较少，只有 1 个或 2 个，且患者的治疗计划中有放疗时，可以使用放疗降低局部复发风险，此时行或者不行腋窝淋巴结清扫，患者的局部复发风险和远处转移风险是相同的，而不进行腋窝淋巴结清扫手术，也会减轻腋窝水肿的程度。

因此，对于行保乳手术且预期需要放疗的乳腺癌患者，当只存在 1 个或 2 个前哨淋巴结转移时，后续就可以免除腋窝淋巴结清扫。临床上对于此类患者，医生会综合考虑其前哨淋巴结的情况、肿瘤的分期、分型、分级，以及患者的术中情况，决定是否行腋窝淋巴结清扫术。

乳腺浸润性癌伴腋窝淋巴结转移还能治愈吗？

医生说

> 如为早期，仍可治愈

乳腺浸润性癌伴腋窝淋巴结转移是临床病例中比较常见的情况。临床上一般根据患者的乳腺癌分型、分期和分级等将患者分为可以治愈和无法治愈两种。乳腺癌的临床治愈是指经过各种治疗后，患者5年内没有复发或转移。

腋窝淋巴结是最早出现转移的部位，但并不是乳腺癌远处转移的表现。乳腺癌的远处转移是指肿瘤细胞扩散到身体远处器官，如骨骼、肝脏、肺、大脑等。当患者仅出现腋窝淋巴结转移时，需要先明确腋窝淋巴结的转移部位和数量，这会影响患者术后的复发风险。

如果乳腺癌患者没有腋窝淋巴结转移，治疗强度可能较小，化疗次数也少，预后相对较好，复发风险也低。如果患者出现腋窝淋巴结转移，治疗强度就会加大，需要采用足剂量、足疗程的全套化疗方案，或者会联合靶向治疗并升级内分泌治疗和靶向治疗方案，目的是把淋巴结转移带来的复发风险降到最低。

但是，如果患者出现了除腋窝淋巴结外的远处脏器转移，例如肝脏、肺、骨骼和中枢神经系统等，就很难治愈了，对于此类晚期患者，治疗目的就是在保证患者生活质量的前提下，尽量延长其生存期。

乳腺癌的治疗周期有多长？

　　一般情况下，需要化疗的乳腺癌患者断续入院治疗的时间大约为半年。这无疑是一个漫长、艰辛的过程，会耗费患者及其家属很多的精力和财力，因此患者需要提前做好心理上、生理上和经济方面的准备。整个治疗过程中只有少部分时间患者需要住院，绝大多数时间还是在家中休息，身体状况特别好的患者，甚至可以间断返回工作岗位，需要治疗时才住院，每次住院化疗大概需要 1~2 天。如果需要手术治疗，住院时间通常为 1 周。虽然乳腺癌的治疗周期比较长，但住院的天数并不是很多。在治疗的间歇期，家属需要陪伴和照顾患者，如果患者出现异常或不良反应，应及时与医生沟通以进行处理。

　　就像疾病并非一朝一夕所致，治疗也并非一日之功。无论乳腺癌的治疗周期有多长，为了获得更满意的治疗结果，患者和医生之间的充分信任非常重要。可以这样说，在乳腺癌患者的整个治疗过程中，医生是用自己的肩膀托举着患者的生命，但是治疗结果如何，并不是医生一个人的任务，患者本人的配合程度和家属的支持力度，也是患者能否顺利躺过这条"命运之河"的重要因素。

乳腺癌患者不同治疗方法所用时间	
治疗方法	时间
化疗	1~2 天
放疗	每天进行，治疗过程约 5 分钟，持续 1 个月左右
手术治疗	3~7 天
总住院时间	半年左右

为什么有些乳腺癌要先化疗再手术切除？

医生说

缩小体积，判断疗效

手术切除之前进行的化疗称为新辅助化疗，有些乳腺癌患者会先行新辅助化疗再手术切除肿瘤，这种方法的优点包括：

● 在携带肿瘤的情况下进行化疗，效果非常直观，医生可以通过肿块的缩小或者变软情况来判断化疗效果，如果效果不良可及时更换化疗方案。

● 有些乳腺癌患者采用直接手术切除可能无法保留乳房，新辅助化疗可以缩小肿块体积，为后期保乳手术创造条件。

● 有些乳腺癌无法采用手术切除治疗，新辅助化疗可以使这类局部晚期（例如，癌细胞未扩散到全身，但已经突破乳腺处皮肤等）患者获得手术机会。

新辅助化疗对大多数乳腺癌患者有效，但也有少数患者因对化疗药物不敏感，即使术前化疗，疾病还是会继续进展。如果通过术前化疗肿瘤体积缩小，术后医生在病灶中发现所有的癌细胞均已死亡，那么患者就达到了病理学完全缓解状态（pCR），获得pCR 患者的愈后明显优于未获得者，复发风险也低得多。如果患者经历新辅助化疗之后，切除的肿瘤标本中仍然发现存活的癌细胞，说明没有获得 pCR，复发风险就相对要高。这类患者需要在术后进行强化辅助治疗，以进一步降低复发风险。

因此，术前化疗不仅能够缩小癌灶，使病灶的手术切除更加彻底，还能够筛选出复发风险较高的患者，从而有针对性地对其进行强化治疗。

为什么有些乳腺癌要先手术再化疗？

早期患者，可先手术

　　肿瘤对化疗药物是否敏感很大程度上取决于乳腺癌的类型，当然还有一些其他因素，包括肿瘤的大小，肿瘤细胞倍增时间等，这需要医生根据经验综合判断。先手术切除后化疗的患者一般是极早期乳腺癌患者，此类患者不需要新辅助化疗来降低复发风险。

　　对于极早期乳腺癌患者，是先手术切除原发肿瘤，再根据病理类型选择合适的化疗方案，还是先化疗再手术，必须进行综合考量，权衡术前化疗的患者获益。如果肿瘤本身负荷较高，化疗过程中在某些特殊情况下也可能导致疾病进展。

　　因此，对于极早期乳腺癌，采用先手术切除原发肿瘤、后化疗的方案，可以最大限度地杀死体内残存的癌细胞，达到巩固治疗的作用。目前已有大量研究证实，术后化疗可以改善极早期乳腺癌患者的预后，甚至可以根治乳腺癌。

指导篇——坚定信心

乳腺癌治疗达到 pCR 后还会复发吗？

医生说

完全缓解，风险降低

病理学完全缓解（pCR）是乳腺癌经规范治疗后获得的较好的结果，是指患者经过手术前的化疗，也就是新辅助治疗之后，在手术切除时，在乳腺的原发灶和腋窝淋巴结中没有发现乳腺浸润性癌成分，换句话说，乳腺浸润性癌成分被化疗或其他术前治疗方式杀灭了。获得 pCR 患者的预后，比没有获得 pCR 患者的预后要好，患者的复发风险也会降低，生存期也会延长。

但是，乳腺癌治疗结果达到了 pCR，只能说明患者的复发风险明显降低，无法 100% 确定是否会复发。对于乳腺癌或其他恶性肿瘤，目前没有任何单药治疗方案或综合治疗方案可以保证 100%不复发、不转移，但可以用人群统计的方法得到 5 年、10 年的生存率。就整个人群而言，早期乳腺癌患者的 5 年生存率在 90% 以上，早期乳腺癌的 10 年生存率也在 80% 以上，接近 90%，因此早期乳腺癌患者经过规范治疗后，可以获得很好的预后。

当然，经过新辅助治疗没有获得 pCR 的乳腺癌患者也不一定会复发，医生一般会对没有获得 pCR 的患者给予相应的强化治疗，以降低复发风险。

为什么乳腺癌最容易出现骨转移？

血管丰富，血流缓慢

骨骼是乳腺癌最容易发生转移的部位，3/4 的晚期转移性乳腺癌患者初始转移脏器都是骨骼。骨转移发生较多的主要原因是骨骼中血管丰富，且血流速度缓慢，途经的肿瘤细胞非常容易定植在血管壁从而进入骨组织中，形成转移病灶。对于较大的或血流速度较快的血管，肿瘤细胞则很难定植。

骨转移病灶无法通过手术切除根治，主要通过内科药物治疗及对症处理。对于侵犯椎骨、肱骨等承重骨的患者，可以采用手术的方式强化局部称重能力，避免发生骨折。

随着医疗水平的提高，新的骨转移靶向药物陆续上市，如RANKl 抑制剂使骨转移的治疗效果越来越好。实际上，乳腺癌骨转移的临床治疗效果较好，对患者的生存期影响也较小，而且最重要的是，乳腺癌骨转移患者可以长期带瘤生存。

乳腺癌晚期骨转移还有治疗的意义吗？

医生说

> 骨转移癌，预后较好

乳腺癌晚期骨转移即乳腺癌骨转移，因为晚期的定义是出现乳房、腋窝淋巴结外的人体脏器转移。很多发生骨转移的患者会因此变得沮丧，导致治疗消极。实际上，虽然乳腺癌发生骨转移的概率较高，但治疗效果较好，因此有较大的治疗意义。具体原因如下。

● 生长速度较慢：与肝脏或肺部转移病灶生长较快不同，这些转移肿瘤能在 1~3 个月后明显长大，乳腺癌骨转移病灶相对比较懒惰，可能 0.5~1 年也不会有明显变化。

● 治疗效果较好：乳腺癌患者发生骨转移可以采用内分泌治疗，以及使用双磷酸盐、曲妥珠单抗等治疗，治疗过程中还能明显缓解骨转移带来的不良反应，如严重的骨痛。在骨转移情况较严重时，会影响骨的支撑功能，特别是当长骨或脊柱骨骼受侵袭时。此时患者可以到骨科就诊，用骨水泥内固定的方式完善和补充骨的支撑结构和功能，避免发生骨折，同时加强全身内科治疗。

如果乳腺癌患者发生了晚期骨转移，首先要明白是有治疗机会的，其次要配合治疗，对症处理，缓解严重的不适症状，从而延长生存期。

乳腺癌患者发生内脏转移能否治愈？

延长生命，注重质量

常见的乳腺癌内脏转移部位为肺、肝脏、大脑等器官，如果乳腺癌患者在初诊或复查时发现存在内脏转移，建议行全身 PET-CT 检查评估全身的肿瘤转移情况。PET-CT 是将 PET（正电子发射断层显像）和 CT（计算机断层扫描）有机整合到一台设备上的检查技术，其优点是对脏器的评估非常全面和准确，缺点是价格较高。

当乳腺癌患者出现内脏转移时，说明已经处于癌症晚期，此时的治疗目的并不是根治疾病，而是最大限度地延长患者的生命，并保证其生存质量，最好的治疗结局是长期带瘤生存。

随着内分泌治疗、靶向治疗和生物免疫治疗技术的进步，这些治疗方法的疗效确切，不良反应小，但花费巨大。雌激素受体（ER）、孕激素受体（PR）阳性的脏器转移的乳腺癌患者可以达到平均 3~5 年的生存期，Her-2 阳性脏器转移的乳腺癌患者的生存期也可以达到或接近这个数字，三阴性乳腺癌内脏转移的患者的预后相对较差。

建议患者及家属切莫讳疾忌医或"有病乱投医"，很多情况下，民间的所谓"偏方"或"特效药"会导致患者错过最佳的治疗机会。因此，当乳腺癌患者发现内脏转移时，应第一时间在正规医院就诊，并调整好心态，积极配合治疗。

乳腺癌的复查（随访）周期有多长？

医生说

前期半年，后期一年

乳腺癌患者治疗完成后，还需要定期复查和随访，通常根据患者的复发风险来确定随访频率。随访有助于早期发现疾病的复发和转移，第二原发肿瘤，治疗相关的并发症和伴随疾病，并及时给予规范的指导。

一般情况下乳腺癌患者的随访周期是：手术后 2 年内，每 3~4 个月复查一次；手术后 3~5 年，每 6 个月复查一次；手术后 5 年以上，每年复查一次，直至终生。如果在随访过程中患者出现任何异常症状，应及时就诊。

乳腺癌的复查项目主要是对各脏器进行评估和一般性查体。脏器评估是为了明确容易出现侵犯的重要器官是否出现了转移。常见的检查项目是头颅、胸部和腹部的影像学检查，以及全身骨扫描。经济条件允许的患者可以选择进行全身 PET-CT 检查。一般性的查体主要包括脏器功能检验和肿瘤标志物检验。对于长期接受内分泌治疗的患者，骨密度检查十分重要。

如果患者不清楚何时该来复查，可以在每次复查结束时，详细询问医生下次复查时间，并做好记录。

另外，复查时，患者必须带上既往病历资料，提前整理归纳好自己的问题及需求，以便就诊时能明确、高效地向医生咨询。

药物临床试验对患者有哪些好处？

医生说

相对安全，推荐入组

　　药物临床试验是药品在上市前必须经历的阶段，很多药物在上市后依旧在进行临床试验，临床试验的目的是确定药物的具体疗效以及明确药物的不良反应。

　　药物临床试验通常分为四期，1 期和 2 期临床试验通常在药物初始进行临床研究时进行，主要是摸索药物的疗效和不良反应。患者通常接触到的是 3 期或 4 期临床试验，进入 3 期或 4 期临床试验的药物一般已经取得了比较明显的疗效，需要进一步探索适应证和禁忌证，这也是很多处于适应证内的患者愿意尝试的试验阶段，但往往名额有限，入组条件严苛。

　　有些患者对临床试验可能存在误解，认为和电影中的"人体试验"类似，这是非常错误的想法。3 期或 4 期临床试验药物是新的治疗方法，也是癌症治愈或延长生存期的希望，可以在一定程度上使患者获益。特别是 4 期临床试验，通常该期临床试验的试验药物的适应证已经明确并被批准上市销售，疗效也比较确切。

　　临床试验比较适合两类人群参与，第一类是经济条件不太好，想通过入组临床试验来减免费用的患者；第二类是想尽快使用最新研发的药物的患者，特别是一部分晚期"无药可用"的患者。

指导篇——坚定信心

乳腺癌患者是否需要控制体重？

 医生说

> 合理控制，拒绝肥胖

有研究显示，一半以上的乳腺癌患者在接受化疗后体重会有不同程度的增加。一般来说，体重增加 2.3~6.8kg 是正常的，超出范围的体重增加就需要引起重视了。导致乳腺癌患者体重过分增加的原因包括：经历了较长时间的化疗，应用类固醇激素，采用口服而不是静脉注射化疗药物，以及患者正处于绝经前或绝经前期。

化疗期间过多的体重增加对患者的长期生存不利。1990 年，研究者在一项包含 330 例接受化疗的绝经前女性的研究中发现，治疗过程中患者的平均体重会增加 6kg。研究还发现，体重增加超过 6kg 的患者，其死亡危险是体重增加低于 6kg 患者的 1.6 倍。

体重增加，特别是脂肪组织增加，会增加乳腺癌的复发风险，因为肥胖的女性体内的胰岛素水平较高。2000 年，一项加拿大的研究结果显示，他们对 535 例接受了乳腺癌治疗的女性进行了连续 10 年的随访，发现空腹胰岛素水平较高的患者相比于空腹胰岛素水平较低的患者，乳腺癌的复发率和死亡率分别升高了 4 倍和 8 倍。

如果在化疗期间患者没有控制好体重，那么在接下来的内分泌治疗过程中，一定要进行良好的体重控制。因为化疗药物的剂量计算是会考虑体重因素的，但内分泌治疗药物每天摄入的剂量是固定的，不用考虑体重的变化，而 BMI 指数较低的患者对内分泌治疗更敏感，治疗效果也更好。

乳腺癌患者可以喝红酒吗？

医生说

> 不做推荐，少量饮用

红酒与乳腺癌之间的关系目前尚无定论，而红酒中的酒精仍会在体内代谢产生致癌物质。

曾有学者认为，红酒中含有一种称为白藜芦醇的天然抗氧化剂，能够激活肿瘤抑制基因 *PTEN*，抑制雌激素降解为危险的代谢产物，并能够阻断雌激素代谢产物与乳腺细胞 DNA 之间的相互作用，因此具有增强抗癌药物药效的作用。虽然白藜芦醇也有商品化的药物制剂，但是大剂量服用会导致失眠、关节痛、腹泻和痤疮等副作用。而且，即使摄入大量的白藜芦醇，其在血液内的浓度也不能达到抗癌所需的浓度，所以目前白藜芦醇对于抗乳腺癌的作用尚未获得广泛认可。

因此，单纯从预防角度来看，不建议乳腺癌患者饮用红酒，但是从心血管疾病改善角度来看，可以少量饮用。

白藜芦醇

白藜芦醇是一种非黄酮类多酚有机化合物，是许多植物受到刺激时产生的一种抗毒素，化学式为 $C_{14}H_{12}O_3$。可在葡萄叶及葡萄皮中合成，是葡萄酒和葡萄汁中的生物活性成分。口服容易吸收，代谢后通过尿液及粪便排出。体外实验及动物实验表明，白藜芦醇有抗氧化、抗炎、抗癌及保护心血管等作用。

指导篇——坚定信心

乳腺癌患者可以吸烟吗？

医生说

> 风险极大，严禁吸烟

在过去的 20 年中，全世界有近 300 万女性过早死于吸烟有关的疾病，包括癌症。吸烟是否是乳腺癌的致癌因素目前尚无定论，流行病学和基础医学领域就此也展开了大量研究。很多研究都支持这一假设，即女性较男性更易患吸烟所致的肺癌。肺癌中雌激素受体（ER）和孕激素受体（PR）的发现证实雌二醇可增强香烟的致肺癌作用，并加快肿瘤进程，提示在乳腺癌和肺癌之间至少在激素依赖上存在相似性。

有资料显示，在青春期开始吸烟的女性比不吸烟的女性患乳腺癌的概率高 2/3。加拿大科学家曾对 1 000 例乳腺癌成年女性和 1 000 名健康女性进行追踪观察，发现月经初潮后 5 年内开始吸烟的女性比不吸烟女性患乳腺癌的风险增加 69%。他们认为有两点值得注意：一是青春期少女在发育阶段体内雌激素分泌量相对增高，乳腺细胞对于雌激素敏感度高；二是在发育阶段乳腺细胞对烟草中致癌物质敏感度也很高，两者联合作用导致乳腺细胞癌变概率增加，因此青春期吸烟的女性患乳腺癌的风险较大。

2014 年加拿大的一项研究显示，吸烟可作为乳腺癌的高危因素之一，并且乳腺癌的发病风险与吸烟时间的长短有关，吸烟与乳腺癌的患病风险有一定关联，而且这种相关性尤其常见于长期吸烟的女性，特别是初次妊娠前长期吸烟的女性。

因此，吸烟对于女性患癌的风险极大，尤其是已患乳腺癌的女性，不建议吸烟。

乳腺癌患者能否有性生活？

几乎所有的乳腺癌治疗方法对女性均有潜在的有害影响。手术和化疗对乳腺癌患者的性功能有负面影响，接受化疗的患者性功能障碍的风险更高。化疗可导致卵巢功能早衰或卵巢储备功能下降。大部分绝经前女性在化疗后1年内恢复卵巢功能和月经，但由于间歇停止排卵，月经普遍不规律，即使月经恢复，低下的卵巢储备功能、不孕不育和卵巢功能早衰仍然存在。

乳腺癌诊断前患者的态度，乳房感觉的丧失，也大大降低了获得性高潮、性欲望的能力。丧失女性魅力和维持稳定性伴侣关系的失落感，心理因素，以及不同手术方式对乳房与身体外形的影响等对性功能均有复杂的影响。

中国抗癌协会乳腺癌诊治指南与规范关于乳腺癌女性性生活的建议如下：

● 了解乳腺癌及其治疗对性生活可能产生影响的全部信息，女性约一半的雌激素是由位于肾脏上方的肾上腺产生的，而另一半由卵巢产生。女性只需要很少量的雌激素就能维持性欲所需要的正常水平。

● 无论将采用何种治疗手段，经爱抚获得愉悦的能力不会改变。

● 试着享受其他感觉性愉悦的方式，伴侣间应该互相帮助通过触摸和爱抚来达到性高潮。

● 与伴侣进行关于性问题的交流。沉默是性健康最大的敌人，如果永远不敢开口咨询，那么将永远不会解脱。

现在，随着医疗水平的提高，乳腺癌患者的生存时间明显延长，提高年轻乳腺癌患者的性生活质量应该引起医护人员及患者的重视。

另外，值得一提的是，乳腺癌患者在内分泌治疗期间可以有性生活，一般情况下，内分泌治疗时怀孕概率很低，但为避免意外情况，应该尽量采用避孕措施。需要注意的是，乳腺癌属于激素依赖性肿瘤，因此患者禁止使用避孕药物。

改善乳腺癌患者性生活质量的方法
·与伴侣讨论相关话题，开放式交流。
·通过肢体和语言表达爱意，多拥抱、亲吻和按摩。
·适度改变性生活环境，放松心情。
·可以使用外用制剂如润滑液，提高性生活质量。
·注意：需要避孕，禁止使用避孕药。

乳腺癌患者能否生育？

医生说

治后两年，晚期慎重

目前并没有证据显示女性生育会增加乳腺癌的复发风险。美国国立综合癌症网络（NCCN）指南建议有怀孕计划的乳腺癌患者应该在怀孕前咨询生殖医学专家。即使在化疗过程中或化疗后经常发生闭经，大部分年龄小于 35 岁的女性也会在辅助化疗完成后 2 年内恢复月经。然而，月经和生育并无必然的联系，目前关于化疗后生育的数据仍然很有限。

美国 Beth A.Mueller 博士将乳腺癌治疗后生育的患者与未生育的患者的死亡率进行对比，并未发现生育的患者具有较高的死亡率。已有三项大型临床试验纳入了近 4 000 例恶性肿瘤患者治疗后生育的子女，研究结果显示胎儿畸形及肿瘤发生率较普通人群均无明显增加。2012 年，M.Wong 等报道促肾性腺激素释放激素（GnRH）具有卵巢保护作用，其与化疗同时应用可以降低年轻乳腺癌患者化疗后的长期闭经风险，并且这些患者在治疗后有较高的受孕率。在发达国家，医生可能建议有生育要求的乳腺癌患者化疗前可以提前进行生殖细胞冷冻，保存健康的卵细胞，以备以后使用。我国目前也制定了生育力保护政策，但适用于特殊人群。

乳腺癌治疗结束后多久可以备孕？建议在术后的辅助治疗结束 2 年后受孕。因为乳腺癌患者手术后一般要行辅助化疗和放疗，不适合生育，而且术后 2 年内是复发高峰期。辅助治疗 2 年后如果患者没有复发迹象，可以考虑生育。对于晚期乳腺癌患者，术后可能残存潜在的肿瘤细胞，而怀孕过程中的激素水平变化可能导致残存肿瘤细胞重新活跃，加速疾病复发，所以并不推荐此类患者怀孕。

对于无生育要求的乳腺癌患者，可选择避孕，常用的避孕措施包括宫内节育器、绝育手术，或者配偶输精管结扎或输精管切除术。乳腺癌是激素依赖型肿瘤，因此患者应禁止使用避孕药物。

乳腺癌患者完成治疗后可以继续工作么？

乳腺癌患者的治疗过程一般包括手术、化疗、放疗、靶向治疗等，治疗时间一般是半年左右，之后开始长期口服药物治疗并定期随访。在医院治疗结束后，患者继续工作不仅能够重新回归社会，增强康复以后的自信心，还能增强其社会归属感，更重要的是，让患者"忙碌"起来，因为人一旦闲下来很容易胡思乱想，陷入一些"生活怪圈"，例如追求一些少见的养生方式，或者一些非常偏门的治疗方法，因此强烈建议乳腺癌患者在身体允许的情况下尽量继续参加社会工作。

乳腺癌患者在选择工作种类的时候应当注意以下几点：

● 避免接触电磁波和放射线，以及有毒和有害的化学物质。

● 避免从事过重的体力劳动，不推荐熬夜工作。

● 进行了腋窝淋巴结清扫的患者应该避免患侧上肢提拉重物或长时间发力。

● 进行乳房全切术的患者胸壁较薄弱，建议在工作过程中佩戴义乳，注意自我保护。

对乳腺癌患者回归正常工作的几点建议：

● 抛弃自卑心理，积极面对新生活。乳腺癌患者治疗结束后可能因为外形的变化产生自卑心理，无法直接面对来自领导和同事的关心，事实上，疾病是每个人都不可抗拒的经历，可以尝试以正常人的心态继续投入自己的职业。

● 取舍有度，轻松应对。乳腺癌患者即使回归职场，也要清楚地认识到自己的身体情况，对工作强度要有所选择，不能过度劳累，如果不能承受工作强度或者无法适应快速的工作节奏，应积极和领导反应，尝试对工作进行调整。

● 养成良好的生活习惯，保持规律的作息。乳腺癌患者经过了一系列相对痛苦的治疗后，对健康生活有了自己新的定义，但是回归正常生活后，难免受环境干扰，应始终保持与疾病斗争时的生活期待，这也是长期保持身体健康的重要基础。

乳腺癌患者能哺乳吗？

虽然目前的数据表明，母乳喂养不会影响乳腺癌的结局，患癌风险不会因哺乳而升高，但是乳腺癌作为一种恶性肿瘤，其本身的生长会消耗患者体内大量的营养，营养不足也会影响婴儿的发育。而且，肿瘤的治疗措施如放疗、化疗等也会对身体造成不同程度的损伤，对婴儿造成影响。因此，乳腺癌患者应根据不同的治疗情况选择是否继续哺乳。

● 保乳治疗后，乳房的哺乳功能会受影响。接受保乳手术加放疗的早期乳腺癌患者，没有肿瘤一侧（健侧）的乳房是可以哺乳的，患侧的乳房虽然具有哺乳功能，但乳汁分泌量会明显减少。

● 放疗期间，尽量避免患侧乳房哺乳。接受过放疗的患侧乳房在怀孕和哺乳期间的肿胀度减轻、泌乳量减少，乳汁成分也有所变化，脂肪含量减少而含盐量增加，所以，虽然放疗中也可以进行哺乳，但由于放疗侧乳腺组织发生乳腺炎会非常难处理，因此要尽量避免放疗侧乳房哺乳。

● 化疗期间，不推荐进行哺乳。化疗药物在乳汁中的含量尚不清楚，因此医生通常不推荐化疗期间哺乳，以免化疗药物通过乳汁对婴儿造成损害。如果已经完成化疗并留有充足的时间进行药物代谢，药物已经完全排出体外，哺乳是可以进行的。

● 内分泌、靶向治疗期间，不推荐哺乳。内分泌药物他莫昔芬具有潜在的致畸形，怀孕期间使用会导致胎儿畸性，且内分泌药物可以进入乳汁，所以内分泌治疗期间应停止哺乳。

此外，中医中药的成分复杂，对婴儿的影响尚不明确，因此，也不建议接受中医中药治疗的患者进行母乳喂养。

孕期发现的乳腺癌能否保留胎儿？

 医生说

得之我幸，不宜强求

妊娠期（即孕期）乳腺癌是一种特殊类型的乳腺癌，其定义是从怀孕开始到产后 1 年确诊的乳腺癌。在这个时间段确诊的乳腺癌患者同时面临着肿瘤治疗和孕育后代的两难选择。化疗药物、内分泌治疗药物或放疗的射线均可能给胎儿带来不可逆的影响。

对于妊娠早期乳腺癌患者，建议尽早流产并开始乳腺癌的相关治疗，在完成乳腺癌根治之后，可以在医生的指导下再次怀孕。

对于妊娠中期乳腺癌患者，需要患者和家属理性看待乳腺癌的各项治疗手段。综合国外收集到的信息，妊娠中期乳腺癌患者可以接受手术切除，术后孕妇也可以接受化疗，化疗药物可以选择对胎儿影响小的种类。但是，需要明确的是，对妊娠中期乳腺癌患者的治疗，需要大人和胎儿都做出一些牺牲和让步，尽量选择最优的解决方案。

对于妊娠晚期发现的乳腺癌，可以尝试先剖宫产娩出胎儿后再开始乳腺癌的治疗。

男性也会患乳腺癌吗？

较为罕见，类同女性

每个人出生时都有少量乳腺组织，乳腺组织包括生成乳汁的腺体（小叶）、将乳汁输送到乳头的导管和脂肪。青春期女性开始发育出更多的乳腺组织，而男性则不会，但是由于男性出生时也有少量乳腺组织，因此也可能患乳腺癌。

男性乳腺癌在临床上确实较为罕见，占全部乳腺癌患者的1%左右。男性患者的临床表现和女性患者相似，包括：乳房组织无痛性肿块或增厚；乳房皮肤变化，如凹陷、皱褶、发红或脱皮；乳头变化，如发红、脱皮或乳头内陷，乳头溢液。

导致男性乳腺癌发病风险升高的因素包括：老龄，男性乳腺癌多见于60岁以上的男性；暴露于雌激素，使用雌激素相关药物（如前列腺癌激素治疗）会增加乳腺癌风险；乳腺癌家族史，近亲患有乳腺癌，伴有 *BRCA*-1 或 *BRCA*-2 基因突变；先天性睾丸发育不全综合征，这是一种遗传性综合征，会导致睾丸发育异常，雄激素水平低，雌激素水平高；肝病，如肝硬化，会降低雄激素水平并升高雌激素水平；肥胖症，肥胖症与体内的雌激素水平升高有关。

男性乳腺癌的治疗措施和女性一样，都是采用标准治疗方案，只是在内分泌治疗方案上略有差异。男性患者对治疗更敏感，预后较好，极少患者因乳腺癌死亡。因此，建议具有乳腺癌高风险的男性应定期体检，争取早发现、早治疗，以获得良好的治疗效果。

指导篇——坚定信心

男性乳腺发育是否需要手术切除？

 医生说

> 尽早就医，以免后患

目前随着人们生活水平的提高，生活方式的改变，以及工作方式的"不动化"，体重超标的男性越来越多，不良的饮食习惯和生活习惯以及体内激素水平代谢异常都会导致男性乳腺异常发育。正常男性的乳腺组织腺体非常小，只有啤酒瓶盖大小，如果体内的雌激素水平升高，男性的乳腺会和女性一样发育。在临床工作中经常会见到单侧或双侧乳腺异常发育的男性，有的患者的乳房大小甚至能达到人们常说的"B罩杯"或"C罩杯"！有一种民间说法，长期大量饮用豆浆会导致男性乳腺异常发育。事实上，只有长期、大量、持续饮用豆浆才会增加男性乳腺异常发育的风险。从医学角度来讲，男性乳腺异常发育和男性乳腺激素受体的表达相关，存在个体差异。

对于男性乳腺异常发育患者的手术治疗非常常见，而且过程简单，腔镜下即可完成，手术切口很小，结合美容缝合技术，术后切口不明显，且手术切除后复发可能性很低。

如果男性面对乳腺异常发育因难以启齿而任其发展，会增加男性乳腺癌的发病风险。尽管男性乳腺癌发病率只有女性乳腺癌的1%，但是发现时很多已经处于晚期，治疗难度增加，预后也很差。因此男性面对乳腺异常发育这件"小"事，应尽量早就医、早治疗，避免成为"大"问题。

病友的治疗意见能否采纳？

医生说

互帮互助，切忌盲从

　　如何完成手术治疗、靶向治疗、内分泌治疗等治疗的各项准备，如何应对化疗不良反应，如何完成复杂的医保手续，如何在医院看病减少跑冤枉路等信息的交流，老患者对新患者的帮助和带动作用非常明显。因为患者之间的沟通障碍相对较小，彼此更容易找到归属感。因此，医生通常会鼓励患者互相帮助，互相促进，保持良好的抗病心态，战胜疾病。

　　但是，现代医学对乳腺癌的治疗已经进入个体化时代，对于具体的治疗方案，医生不建议患者之间互相讨论。病情差异会导致治疗方案明显不同，因此在患者从医生处获得最客观、详细的病情资料之前，不要盲目听从其他患者的意见，质疑或者自行选择治疗方案或药物。换句话说，就是不要看其他病友在吃什么药也想跟着吃，也不要看其他病友服用的药物与你的不同而停用医生开的药物。

　　临床上经常见到老患者把新患者"带偏"的案例，例如，新患者听从老患者的建议，拒绝使用升高白细胞的针剂，最后出现了重度骨髓抑制，白细胞急剧下降，导致紧急入院抢救，以及不得不降低后续化疗剂量，结果导致患者不仅要经受化疗不良反应的折磨，而且因化疗药物剂量降低导致后期疗效不佳。

指导篇——坚定信心

民间偏方对乳腺癌治疗有效吗？

医生说

> 理性思考，切勿"跟风"

"我的某个远房亲戚曾用一种偏方治好了乳腺癌，现在活蹦乱跳的"，如果有人也这样向你推荐，无论是否出于善意，你都一定要保持最基本的判断力。轻度疾病采用"偏方"治疗，最多效果不佳，对身体造成的影响在可承受范围内，但是癌症这种直接威胁生命的严重疾病，一旦用错药物，错过了最佳治疗时机，结果一定是后悔莫及。

不同乳腺癌患者因分期、分型、分级不同，治疗方案千差万别。然而，每一位面对疾病惊慌失措的患者或其家属，似乎对"偏方"这根"救命稻草"抱有比医院更信任的态度。抛开"偏方"无法说清的治疗原理，其药物成分是否有害？治疗作用是否长久？"口口"宣传是否夸大其词？这些都值得商榷。因此，面对民间偏方，患者和家属应保持清醒的头脑，方便时可以咨询医生，不要因此延误了患者的最佳治疗时机，甚至导致病情恶化。

伊问乳腺癌医答

修正篇
——相信科学

乳腺癌家族遗传主要看母系

由于女性乳腺癌的发病率比男性高得多，男、女发病率之比为 1∶100，因此很多人认为乳腺癌患者的遗传基因主要来自女性。实际上，男性也会患乳腺癌，只是少见而已，通常发生于老年男性，很少见于年轻人。

乳腺癌的家族史主要与基因突变有关，目前研究比较清楚的是 *BRCA*–1 和 *BRCA*–2 基因，这两个基因是守卫基因，如果它们正确表达，会减少很多癌症的发生，比如乳腺癌、卵巢癌、子宫内膜癌等。如果这两个基因发生突变，守卫功能缺失，便会导致很多恶性肿瘤的发生率升高，其中比较明确的就是乳腺癌，发病率可达到 80% 以上。例如，对于 80 岁的女性而言，在 5 个 *BRCA*–1 发生突变的个体中，便有 4 个会患乳腺癌。

乳腺癌也倾向于隔代遗传，例如奶奶得了乳腺癌，爸爸没有，但孙女却患有乳腺癌，主要是由于基因在传递的过程中，由奶奶传递给爸爸，但是男性的乳腺癌患病风险很低，所以没有机会表达，但在孙女身上得到表达，导致孙女罹患乳腺癌的风险升高。

因此，乳腺癌的家族史不主要看母系，主要看直系亲属中是否有乳腺癌相关的基因突变，尤其是 *BRCA*–1 和 *BRCA*–2 基因。

我不吃饭，我要饿死肿瘤

 医生说

肿瘤吃"你"，不是吃"饭"

　　癌症患者对这种观点的认可度非常高，实际上，可以这样回答："你吃的是饭，肿瘤细胞'吃'的是你。你不吃饭你就缺乏营养，但不影响肿瘤细胞'吃'你，就看谁耗得过谁。"

　　对于"饿死肿瘤"的观点，医学领域的专家们开展过相关研究。事实上，和人们所理解的观点不同，研究是使用一些阻碍血管生成的药物来干扰肿瘤周围的血管生长，减少肿瘤的血液供应，从而减少肿瘤的营养供应，以杀灭肿瘤细胞，限制其生长，而不是不吃饭产生饥饿感以"饿死"肿瘤。肿瘤与人体的战争是一场持久战，很多晚期乳腺癌患者已经学会长期带瘤生存，做到肿瘤和机体互不影响。

　　不吃饭的结果首先是营养不良，之后是免疫力下降，不仅会影响身体与肿瘤细胞之间的对抗，而且会导致更容易出现治疗相关的不良反应，甚至迫使治疗中断或延迟。

　　虽然目前没有任何研究支持多吃饭会导致肿瘤复发和转移，但有一点值得提出，就是在对部分乳腺癌的研究中发现，体重指数 [BMI，BMI= 体重（kg）÷ 身高（m^2）] 较低的患者，即体形较瘦的患者，内分泌治疗效果可能更好。因此当患者完成了乳腺癌根治治疗过程之后，我们会鼓励他们积极锻炼，科学减肥，并坚持长期使用内分泌治疗药物来降低复发风险。

我家没有钱，大医院治疗太贵，我回去吃点草药算了

医生说

医保改革，造福患者

　　大型综合性医院拥有国内先进的医疗技术和资源，但是在疾病治疗过程中如果什么都选最好的，肯定会增加治疗费用。近年来，随着国家医疗体制改革和药物定价制度的不断完善，不同医院的同一种药物之间的价格差异几乎不再存在，医保制度全面覆盖也给癌症患者家庭减轻了部分重担。俗话说：贵有贵的治法，便宜也有便宜的治法。同样一套治疗方案，选择国产药不仅可以节省治疗费用，疗效与进口药物相比差别也不太大。因此，肿瘤患者在选择治疗方案时要考虑到自己经济上或其他方面的困难，在保证疗效的前提下选择适合自己的治疗方案。

　　现在随着国家带量采购药品的开展，很多抗肿瘤药物已进入了医保目录和带量采购目录。部分药物降价力度空前，以陕西为例，国家带量采购版本的阿那曲唑价格只有进口阿那曲唑价格的1/10，患者有时会怀疑，这么便宜的药物治疗有保障么？有效成分"足斤足两"么？事实上，药物完成研发后的生产环节成本其实不高，国家带量采购药品是以销量换价格，实现了患者的获益。不过要注意的是，带量采购药品的品种在不同的省份可能存在差异。所以，对于经济条件有限，使用进口药物有压力的患者，可以放心地选择此类抗癌药物。

为了补充营养，把燕窝、灵芝、人参、冬虫夏草当饭吃

医生说

> 吃饭为主，补品为辅

我们经常看到有些患者"迷信"山珍海味和所谓"补品"，甚至有些患者经济条件一般，却拼命省钱买各种营养品。对于肿瘤患者及其家属来说，营养品所带来的更多是一种"心理希望"，希望能通过昂贵的补品消灭癌症。事实上，长期大量食用某种食物会影响其他食物的摄入，不仅无法满足人体营养需求的多样性，而且会影响人体对其他食物营养的摄取，无法起到为机体提供营养的效果，更不用说抗癌效果了。

肿瘤患者的营养原则是平衡膳食，食物多样化，在平衡膳食基础上适量增加优质蛋白（如蛋、奶、瘦肉、豆制品）和维生素含量丰富的食物（如多种新鲜蔬菜及水果）。因此，我们建议，能正常进食、营养状况好的患者可以在医生指导下适当吃些补中益气的补品，但是不要对这些保健品寄予过高的期望，没有哪一种单一的食品能够抗肿瘤。存在吞咽困难、咀嚼困难、发热、卧床等的患者需要进食流食，可以将各种食材分别制备软烂，单独或混合用搅拌机打碎，制成糊，熬成粥，这样既便于吞咽又有利于消化吸收。

也有一些患者青睐于"打营养针"，认为打针可以让营养物质直接进入血液，让身体快速吸收营养，更快变得健康和强壮起来。

实际上，人体通过胃肠道进食是最自然的状态，可以在吸收营养的同时，保持胃肠道健康。如果长时间不进食，会引起肠黏膜萎缩，肠道菌群失调，肠道黏膜屏障作用被破坏，从而易发生胃肠道感染。对于各种原因引起的进食障碍、营养状况特别差的患者，也应在医生的指导下使用营养针。

西兰花可以抗癌

> 十字花科，有益健康

　　不仅是西兰花，整个十字花科蔬菜对健康都有益处。在自然界中，肿瘤不仅是人类的敌人，也是其他动植物的敌人，但是肿瘤对植物的威胁要比对动物的威胁小得多。蔬菜的抗癌能力可能来自其抗氧化能力，蔬菜中的抗氧化物质含量比肉类要高很多倍，特别是莴苣、萝卜、西兰花等。关于西兰花能否延长癌症患者的生命，目前还处在临床试验阶段，但是健康的饮食习惯的确有助于癌症患者早日康复。

　　基础实验研究表明，十字花科蔬菜中含有的化合物可以抑制癌细胞生长，阻止癌细胞蔓延。肿瘤发生的重要原因之一是 DNA 损伤，而西兰花可以减少 DNA 的损伤。临床试验中挑选了一群有严重不良生活习惯的人，让他们长期大量食用西兰花，每天平均吃一整颗西兰花，观察显示，他们血液中的 DNA 突变在 10 天内

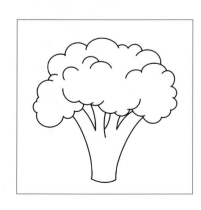

减少了 41%，这可能是因为西兰花中含有某些物质能够促进 DNA 的修复，或者能够提升脏器的解毒功能，在致癌物质对细胞的 DNA 造成损伤之前，先将其消灭。西兰花具有抗氧化作用，除了具有抗癌作用外，还可以预防脑卒中（俗称中风）。

　　饮食中摄取的抗氧化物质越多，患恶性肿瘤的风险就越低。从食物中摄取的大量维生素 C 可以降低淋巴瘤的发病风险。耶鲁大学的一项研究表明多吃蔬菜的非霍奇金淋巴瘤患者的存活率比少吃蔬菜的患者高将近一半，特别是那些喜欢吃绿叶蔬菜和柑橘类水果的患者，生存获益最大。虽然目前我们还不清楚这些蔬菜、水果的抗癌原理，可能是它们能够增加 DNA 的自身修复和提高治疗的敏感性，或者是健康的体质可以提高治疗的耐受性。此外，很多研究都证明，多食用绿叶蔬菜和柑橘类水果确实能够提高癌症患者的生存率，降低死亡风险。

　　需要注意的是，从食物中摄取的维生素与保健品中的维生素不同，建议多食用新鲜的蔬菜和水果。

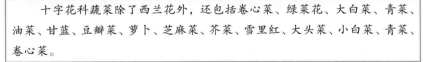

十字花科蔬菜

　　十字花科蔬菜除了西兰花外，还包括卷心菜、绿菜花、大白菜、青菜、油菜、甘蓝、豆瓣菜、萝卜、芝麻菜、芥菜、雪里红、大头菜、小白菜、青菜、卷心菜。

吃褪黑素能降低癌症风险

规律作息，降低风险

褪黑素主要来自大脑中的松果体，它通过眼睛来感知外部世界，按照光线进行反向操作。当外界的光照逐渐变暗，松果体开始分泌褪黑素，使你困倦，有助于睡眠；当外界的光线变亮时，松果体则开始休息，人类成千上万年来都遵循着这种生物钟节律。

随着工业化的发展，这种节律逐渐被打破，夜晚的灯光使松果体无法在夜间分泌充足的褪黑素，而随着太阳的按时升起，松果体又开始休息，在这种周而复始的循环中，人们的睡眠变得越来越差。因此，严重失眠的乳腺癌患者可能口服褪黑素帮助改善睡眠，促进休息。

褪黑素除了可以改善睡眠外，还有更重要的作用，即降低癌症风险。一项对盲人进行的试验发现，女性盲人罹患乳腺癌的风险比普通女性要低很多，而那些经常倒夜班的女性，不仅肿瘤风险增加，腰痛、骨质疏松等风险也会增加。

人类在宇宙中是如此渺小，地球环境是一半白天，一半黑夜，人们在享受白天的同时也应该充分利用黑夜，调养生息，遵循自然规律，做到"日出而作，日落而息"。

吃苹果不削皮可以抗癌

获益较大，推荐吃皮

研究显示，人们每天吃一个苹果，可以降低乳腺癌、结直肠癌、肺癌、肝癌、卵巢癌等的患病风险。

苹果的抗氧化作用主要依赖于果皮，缺失了果皮保护的苹果，抗氧化性会大大降低，暴露在空气中很快就会变黑。单对于抗肿瘤作用来说，或者是抗氧化作用来说，果皮就显得更重要。

苹果能够防止自由基攻击 DNA，减少基因的损伤，在基础实验和观察性临床试验中，苹果都能够起到降低肿瘤发生、抑制肿瘤细胞生长的作用。在临床研究中，受试的对照组摄入其他类型的水果时，苹果的生存获益和降低肿瘤发生的作用也能够显现出来。因此，把苹果皮洗干净，一起吃掉吧！

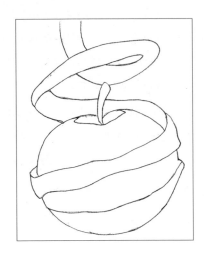

乳腺癌患者不能吃大豆

 医生说

> 吃豆有益，建议食用

在乳腺癌患者中有一个流行的说法：乳腺癌患者不能喝豆浆，不能吃豆腐。这种观点是错误的。

大豆营养美味，在我们国家的餐桌上扮演着很重要的角色，亚洲女性的乳腺癌风险不足欧洲女性的一半，原因可能是亚洲女性的肉类摄入量远低于欧洲女性，而大豆的摄入量远远高于欧洲女性。

大豆中含有大量的天然植物性雌激素，其专业名称是大豆异黄酮，植物性雌激素和动物性雌激素不同，不会促进乳腺癌患者的肿瘤细胞增殖与转移；相反，植物性雌激素可以嵌合在受体上，阻挡动物性雌激素对肿瘤细胞的作用。

植物性雌激素可以修复并提高 BRCA 基因的功能，BRCA 基因就是著名的"乳腺守护基因"，大多数健康女性的 BRCA 基因都是完善且有功能的，但当 BRCA 基因受损，功能表达异常时，女性就容易罹患乳腺癌、卵巢癌、子宫内膜癌等。大豆异黄酮对于 BRCA 基因的修复可使女性罹患乳腺癌的风险降低。其修复的可能机制是 DNA 甲基化，这属于表观遗传学的范畴。因此，无论乳腺癌患者是否存在 BRCA 基因突变，都建议摄入豆类食品。

预防篇
——防微杜渐

乳腺疾病的发病原因是什么？

乳腺疾病的发病原因是综合性的，但存在一些诱因。

● 激素水平，如雌激素和孕激素分泌过多。比较常见的情况是月经初潮时间过早，绝经时间过晚，外源性雌激素的摄入，长期口服避孕药，多次流产，这些情况都会扰乱体内的雌激素水平，或者让身体获得了"额外"的雌激素摄入，可能增加乳腺癌的患病风险。

● 情绪变化。发脾气、生闷气、焦虑、紧张等不良情绪会引起激素水平波动，主要是对自主神经产生影响。虽然不良情绪对于健康的影响有多大无法量化，但每一位临床医生都会劝导女性患者做好自我情绪管理。而且很多确诊乳腺癌的患者在完成治疗之

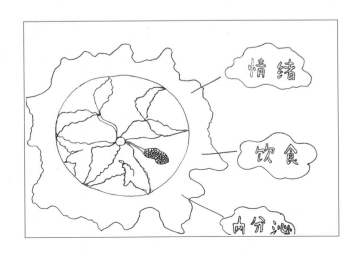

预防篇——防微杜渐

209

后，性格都会出现明显的变化，学会自我暗示，变得豁达、坦然。

● 饮食不健康、不规律。酒精是身体健康的"拦路虎"，会增加乳腺癌的发病风险。经常高油、高盐、高脂饮食，或者经常熬夜，作息不规律都会影响身体的免疫力，给疾病制造机会。

● 家族史、遗传基因等。有乳腺癌家族史的患者，一旦发现良性乳腺疾病应及时就诊，避免后期进展为恶性。如果家中有超过两人确诊乳腺癌，或者出现年轻乳腺癌、三阴性乳腺癌，均推荐进行 $BRCA-1$ 和 $BRCA-2$ 基因检测，根据基因检测的结果，实行药物干预或预防性乳腺切除术。

乳腺结节患者的腋窝能摸到淋巴结正常吗？

医生说

生理结构，切勿惊慌

淋巴结是正常的人体生理结构，属于人体免疫系统的一部分，可以帮助人体抵御外来的细菌、病毒，以及其他感染。正常情况下腋窝一直存在淋巴结，在炎症反应过程中，例如有肺炎，甚至皮肤被蚊虫叮咬发炎后，局部区域的淋巴结就会发生肿大，产生免疫反应，帮助对抗外来的细菌和病毒。乳腺结节同时伴有腋窝淋巴结增大是一种很正常的现象，有些患者可能会担心是不是发生了乳腺癌或者癌症转移，通常情况下，即乳房病灶没有恶变的情况下，腋窝淋巴结出现癌细胞转移的可能性很小，因此我们应主要关注乳房的结节。

乳腺结节可以通过影像学检查方法来判断良恶性。如果患者有乳腺癌的家族史，建议每年 2 次乳腺常规查体以及影像学检查，其他患者的乳房查体每年常规进行 1 次即可。检查报告单中会显示乳腺结节良、恶性的数据，即前文所述的乳腺结节的 BI-RADS 分类，如果分类为 1 类、2 类或 3 类，便属于良性结节，如果分类为 4 类以上，则需要提高警惕，根据医生建议进一步行影像学检查，有时甚至需要进行活检病理诊断，以明确乳腺结节的性质。

预防篇——防微杜渐

乳腺结节会影响生育吗？

医生说

不会影响，但需处理

乳腺结节不会影响女性的生育功能，但乳腺结节会影响生育计划，在怀孕之前或者备孕之前，患者需要先妥善处理乳腺结节。在怀孕和妊娠的过程中，体内的雌激素和孕激素水平会大幅升高，在雌、孕激素水平快速升高过程中，良性的乳腺结节容易受到快速增加的雌激素、孕激素的刺激而长大，甚至会有一部分良性乳腺结节出现恶变，导致妊娠期乳腺癌，或者哺乳期乳腺癌。

妊娠期及哺乳期乳腺癌预后较差，复发风险比较高，而且整个妊娠哺乳过程中，可能会有隐藏病灶。因此建议女性在怀孕之前进行常规的乳房查体，评估乳腺良性结节的分级和分类，如果结节较大或者数量较多，可以选择手术切除，切除良性乳腺结节之后再开始备孕。

乳腺结节切除方式有很多，可以选择开放的手术方式，特点是手术方式比较简单，花费比较少；也可以选择微创旋切方式，即在超声引导下切除乳腺结节，这种方式更微创，可以使用很小的切口切除较大的肿瘤，或者切除多发肿瘤。相比于开放手术，微创手术的花费较高。

乳腺结节会发展为乳腺癌吗？

由小到大，由良到恶

　　乳腺结节如果不处理，会有转变为乳腺癌的可能性。通常情况下，乳腺结节转变为乳腺癌的初始阶段，癌细胞数量很少、癌灶较小，治疗比较简单，一般不需要化疗。如果延误病情，病灶长大，癌细胞会通过血液、淋巴或直接蔓延的方式转移到其他部位。

　　对于年轻或中年乳腺结节患者，因腺体致密，钼靶（X线）的射线无法穿透乳腺组织，一般选择超声检查。乳腺钼靶检查更适合中年以上的女性。BI-RADS1类、2类、3类结节的恶性可能小于2%，大多属于良性病变，一般无需治疗。BI-RADS 4类及

乳腺结节的 BI-RADS 分类	
分类	内容
0 类	资料不全，结合其他检查再评估
1 类	未见异常，常规检查每年 1 次
2 类	良性病变，6 个月至 1 年复查 1 次
3 类	良性可能性大，3 至 6 个月复查 1 次
4 类	可疑恶性，须活检病理确诊
5 类	高度可疑恶性
6 类	病理证实为恶性

预防篇——防微杜渐

以上的乳腺结节则需要提高警惕，可以采用穿刺或手术切除病理活检判断其性质。

如果乳腺结节患者有乳腺癌家族史，或者有明确的 *BRCA-1*、*BRCA-2* 基因突变，结节恶变的可能性要比普通人群高很多，建议行乳房全切术。如果患者正在备孕或在怀孕期间，雌激素和孕激素会刺激乳腺结节，使其转化为乳腺癌。

青春期女性乳房疼痛怎么办？

为什么胸部会莫名其妙的疼痛？来例假时胸部好疼？体育课跑步时胸部为什么会疼？很多青春期女孩都有类似问题。胸部疼痛的原因有很多，大多都跟疾病无关，发育期、经期或内衣不合适，都可能导致胸部疼痛。

● 发育期乳房胀痛。发育期乳房疼痛的原因是乳腺组织增大，脂肪增多，覆盖的皮肤被迫伸展，乳房组织出现硬结而引起疼痛。这是乳房发育的正常现象。女孩通常在 8~12 岁乳房开始发育，乳头下的乳房组织出现豌豆大小的圆丘形硬结，多数伴有轻微胀痛，这属于发育引起的正常生理现象，不用担心，随着青春期乳房发育成熟，疼痛会自行消失。

● 经期乳房胀痛。女性乳房主要受雌激素分泌影响，月经到来前体内的雌激素水平升高，疼痛大多发生在经期前 3~7 天，常表现为沉重感、胀痛、钝痛或短暂的针刺感，随着经期到来会逐渐消失或减轻。

● 发育期没穿内衣或内衣不合适。女性的乳房刚开始发育时，乳头非常敏感和脆弱，如果没有穿内衣或内衣不合适，就会产生不适和疼痛感。内衣过松，在运动时导致胸部晃动拉扯而疼痛；内衣过紧，则会影响血液循环和淋巴回流，增加腺泡毒素累积，严重时甚至会形成乳腺小结节。

因此，乳房的疼痛原因多样，而乳腺相关疾病大多发生于

25~45岁的女性，对于青春期女性来说，疼痛多为轻、中度，更多的是正常身体发育和穿衣问题导致，不用过于担心。女性平时要注意保护胸部，避免磕碰，挤压，防止乳房受伤。

另外，需要注意的是，对于压痛或者可以触摸到的"疙瘩"，我们应当保持持续关注，当疼痛严重且持续，或者出现有变化的异常时，应及时就诊。

缓解青春期女性乳房胀痛的方法

· 乳房按摩。轻轻按摩乳房可使血液循环加速，并且还可以让过量的体液再顺利无阻地回到淋巴系统。按摩的具体方法是先将肥皂液或者是乳液均匀地涂在乳房上，然后就可以沿着乳房表面轻轻地旋转手指，旋转动为约一个硬币大小的圆。之后就可以用手将乳房压入再放松让其弹起，这种按摩方法可以明显减轻乳房不适。

· 局部热敷。女性在经期出现疼痛时可以准备一个热水袋对局部进行热敷，每次半小时左右，每天热敷三次左右，可以缓解乳房胀痛、疼痛。热敷时注意温度，避免局部皮肤烫伤。

· 合理饮食。女性在经前期应避免食用高盐分、熏烤的食物，多吃脂肪含量低、纤维素含量高的食物，可以帮助预防和缓解乳房疼痛。

孕期乳房有哪些变化？

乳房增大，色素沉积

妊娠（即怀孕）及哺乳时，乳腺会经历二次发育，在形态、大小、颜色方面都有所改变。

● 乳房增大。80% 的妊娠期女性乳房都会增大，原因是怀孕期间体内的雌、孕激素及泌乳素分泌明显增多，乳腺导管扩张、变长、分支增多，腺体、腺泡增多，腺泡内充满乳汁，使乳房变大、胀满。此时如果感觉到疼痛可以通过适度按摩和热敷缓解。

● 乳晕增大、变黑，乳晕周边可见凸起的蒙氏结节。乳晕变黑为激素作用下的黑色素沉淀所致，孕期结束一般会恢复。

● 乳头增大，乳头可见颗粒状凸起，有时会有分泌物，属于正常现象，及时擦干，保持干燥即可。

● 皮肤表面可见表浅的曲张静脉，触摸乳腺可触及胀满乳汁的乳腺小叶，有时会出现皮肤发痒，可以涂抹一些含油性成分的乳液，滋润皮肤，并防止牵拉。

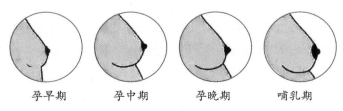

| 孕早期 | 孕中期 | 孕晚期 | 哺乳期 |

孕妈胸型图解

预防篇——防微杜渐

乳房太小怎么办？

医生说

饮食运动，谨慎手术

乳房是女性展现形体美的重要部位，很多女性困扰于乳房外形太小，希望寻找可以使乳房增大的方法。

18 岁之前的女性在乳房还未完全发育成熟时可以尝试以下方法改善乳房大小。

● 增加蛋白质的摄入，尤其是优质蛋白质，以促进肌肉的合成。含有优质蛋白质的食物包括牛奶、鸡蛋、海参、里脊肉等。

● 运动和按摩。首先是增加运动，尤其是伸展运动和扩胸运动，每天 30 分钟，每周达到 150 分钟以上；其次是进行适度的胸部按摩，每次 30 分钟，每周达到 150 分钟以上。

● 保持良好的心情以及保证充足的睡眠。

18 岁以后的女性乳房过小时，在特别需要的情况下可以考虑进行隆乳手术。

目前主要有两种隆乳手术方式：一种是假体隆乳，即将医用假体通过腋下、乳晕周围或者乳房下皱襞切口植入乳房位置；另一种是自体脂肪隆乳，即取出身体脂肪堆积较多的部位，如臀部、大腿内侧脂肪，经过专业的医学处理后注射回乳房位置，采用自体脂肪隆乳时一次手术不一定能达到理想效果，一般需要 2~3 次甚至更多次手术。

因此，如果不是非必要的情况，不建议女性做隆乳手术，因为乳房是"爱与美"并存的器官，除了美之外，还要承担哺育下一代的重要"任务"，而且所有手术都存在一定的失败率，做选择之前一定要慎重考虑。

乳房太大怎么办？

医生说

负荷过大，需要手术

在传统观念中，似乎乳房越大，越能提高女性的魅力。实际上，乳房并不是越大越好。

● 太大的乳房会影响日常生活，例如运动时，乳房过大会使运动姿势变性，在进行跳跃运动时还会加重身体的负担；

● 太大的乳房会引起胸部下垂。由于受到重力因素的影响，乳房越大的女性更加容易出现下垂的情况。而且随着女性年龄逐渐增大，皮肤中的弹性纤维素越来越少，胸部下垂的现象就会更加明显，影响身材的美观。

● 太大的乳房容易引发病变。女性的乳房越大，患乳腺增生、乳腺炎及乳腺癌的概率就会越高，因为乳房越大，其中的乳腺细胞就会越多，相应的乳腺细胞出现变异和恶化的概率就会升高。

面对太大的乳房，首先要明确是什么原因导致的乳房太大，一般有两个原因：乳腺腺体过大和乳房脂肪过多。

● 乳房腺体过大：此类女性可以考虑手术解决，即乳房缩小手术，简称缩乳术。缩乳术是去除部分乳房组织，并对乳房形态进行重新整形的手术，可以达到缩小乳房体积，使乳房更加美观的效果。

● 乳房脂肪过多：一般见于过度肥胖的女性，胸部脂肪堆积，导致乳房体积过大。这种情况可以通过饮食控制、适当增加活动、积极控制体重来达到缩小乳房的目的。

乳房过早发育怎么办？

医生说

> 污染增加，摄入激素

正常情况下女性的乳房开始发育时间为 8~10 岁，然而，现在临床上发现越来越多的女性出现乳房过早发育。女性乳房过早发育一般分为单纯乳房发育、真性性早熟和肥胖所致的胸部脂肪增多。

● 营养过剩：随着人们经济水平的提高和物质生活的丰富，孩子们可以获得的饮食种类越来越多，从食物中获得了充足甚至过剩的营养，因此生长和发育较之前明显增快，导致性发育提前和性成熟者增多。

● 环境污染：尤其是农业污染和工业污染的增加，食物中的污染残留通过皮肤接触或直接食用后会导致性早熟。

● 摄入含激素的食物：一些食物中会含有一些性激素成分，如果长期大量食用会促使性早熟。

● 盲目服用保健品：有些父母为了让孩子变得更聪明、更健康，盲目给孩子吃具有各种功效的保健品，这类产品中常常含有激素成分，长期服用可引起血液中的激素水平上升，导致性早熟。

● 避孕药和化妆品的使用也会导致性早熟。

● 过早或过多接触性相关信息：现代社会，网络信息触手可及，在缺少监管的情况下儿童和青少年很容易接触到与性相关的信息，这些信息会对儿童的性萌动和性意识觉醒产生促进作用，甚至可能导致儿童性早熟。

因此，父母在养育孩子过程中，应关注他们的乳房发育情况，避免引起性早熟的因素，一旦发现孩子乳房过早发育或者过早出现其他性征，应及时就医。

穿戴文胸需要注意什么？

合适的文胸不仅可使胸部更美观，还可以保持乳房清洁并保护乳房免受损伤。

☑ 文胸选择注意事项

● 面料应舒适：棉布文胸透气性好、吸汗、不刺激皮肤，最适合日常佩戴；充填海绵的文胸或者带半个钢丝圈的定型文胸不太合适年轻女孩日常穿戴，会限制乳房发育，导致血流不畅，引起乳房疼痛。肩带弹性要适中，过大会缺少承重力，过小又会勒肩，肩带内侧要防滑，以免肩带滑落。日常运动量比较大的女性，尽量选择有适当弹性的面料，能够提高文胸的合体程度。

● 尺寸应合适：文胸不能过紧也不能过松，尺寸太小会压迫乳头，引起乳头下陷，影响之后的哺乳，太松又起不到支撑作用。需要注意的是，当运动时，如奔跑、跳跃或打球等，乳房就会产生较大幅度的震动，不仅使人感到不适，还会导致乳腺受伤，因此，应在运动时提前调整文胸的松紧度。

☑ 文胸尺码测量方法

● 上胸围测量：上身前倾45°，软尺绕乳头顶点一周，得出上胸围尺码。乳房下垂者应把乳房推高至正常位置量测（也就是模仿戴上文胸时的效果）。

● 下胸围测量：身体直立，软尺贴乳房底部水平环绕一周，得出下胸围尺码。

预防篇——防微杜渐

● 文胸尺码 = 下胸围尺寸 + 杯级。

－下胸围是文胸基本尺码，文胸标牌上看到的 75A，75 就是指下胸围，一般标号有 70、75、80、85、90、95、100、105（单位：厘米）。量取的下胸围尺寸靠近哪个尺码，就选择相对应的文胸，比如下胸围是 77，则选 75；下胸围是 83，则选 85。

－杯级即罩杯型号，由乳房深度决定，一般用英文字母 A、B、C、D、E、F 等表示。罩杯尺码 = 上胸围 － 下胸围（A=10cm，B=12.5cm，C=15cm，D=17.5cm，E=20cm，F=22.5cm）。一般来说，上下胸围每增加 2.5cm，罩杯型号就要增加一个型号。

此外，建议女性养成佩戴文胸的习惯，白天佩戴，睡前取下，以免阻碍呼吸和影响血液流通。

如何进行乳房自检？

医生说

先视后触，定期自查

美国国立综合癌症网络（NCCN）乳腺癌筛查与诊断指南中指出，应该鼓励女性关注自己的乳房情况，因为这有可能发现在常规筛查间隔期间发生的肿瘤。NCCN专家组推荐对乳房进行自我关注，尤其是女性应该关注自己的乳房，并积极地向健康服务机构报告任何改变。

美国的一项临床研究纳入了大量的女性护士，记录她们规律地做乳房自检，观察能否提高乳腺癌的筛查率。最后的临床数据表明，乳房自检并没有提高乳腺癌的筛查率，也没有降低漏诊率。因此出现了一些说法：不赞同女性进行乳房自检。

但是，我们国家的情况与发达国家还是有一些差别。在发达国家，90%以上的女性都是极早期发现的乳腺癌，发现的方法基本都是规律的健康体检，即肿瘤还无法明显触摸到时就被超声、钼靶（X线）发现了，因此导致自我查体可能帮助不是很大。但是我国的门诊数据发现，很多乳腺癌患者是因为自己触摸到包块或者是在乳房按摩时发现乳房包块才来就诊。因此还是鼓励每个女性都要学会自我乳房查体方法，同时每年规律地进行体检。

乳房自检时间为月经结束后1周（9~11天最佳），此时雌激素对乳腺的影响最小，乳腺处于静止状态，容易发现病变，可以选择私密空间的镜子前进行。

乳房自检的方法如下：

● 视：对照镜子依次采取双臂下垂、双手叉腰、双臂上举等姿势。观察双侧乳房是否对称，有无局部隆起，乳头有无内陷、偏移、糜烂、溢液，乳房皮肤有无局部轻微的凹陷，局部红肿、橘皮样变、静脉曲张、结节等；腋窝及锁骨上窝有无肿胀和隆起。

● 触：乳房触诊时，先用右手检查左侧乳腺，右手手掌平置轻轻施力、滑动，用4个手指扪摸，手指并拢，平放，动作轻柔，不要用力重按，也不要抓起揉摸。在用力重按和揉摸时能摸到而手指并拢平放摸不到的是乳腺的腺体，一定要采用正确的触诊方法，避免引起不必要的恐慌。

检查顺序为外上→外下→内下→内上。注意有无肿块，肿块的大小、硬度、边界、活动度、表面是否光滑，挤压乳头有无疼痛、是否有溢液。

触摸两侧的乳房时感觉应该相同，如果发现一处异常，应该与对侧相同的部位反复对比触摸。乳房自检发现异常时，应立即到医院就诊，接受专科检查。

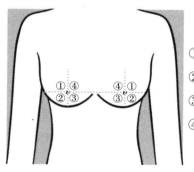

①外上象限
②外下象限
③内下象限
④内上象限

后 记

　　5 年前，我遇到了一位直肠癌肝转移患者，他在消化科接受了直肠癌的相关治疗，经过手术、化疗和靶向治疗，病情也经过了根治、缓解、进展、再缓解的过程。术后 5 年，消化科医生宣布他体内所有的肿瘤细胞都消失了，可以完全停止治疗，定期复查。这个案例让我深刻地体会到了现代医学的强大和进步。

　　晚期肿瘤被认为是无法治愈的绝症，患者常常只能依靠镇痛药缓解疼痛，而最终的结果通常是不可避免的死亡。这个患者让我觉得，晚期肿瘤患者之间是存在差别的，有些患者是可以避免死亡的。

　　最近，我又遇到了这样一位乳腺癌患者。这是一位 30 多岁的年轻女性，且初为人母，被诊断为哺乳期乳腺癌，癌细胞已经转移到了肺和骨骼。刚得到这个消息时，她和所有患者一样感到无助、沮丧和绝望。更让她心痛的是，她还在哺乳期，想到无法陪伴孩子一起成长，心中充满了对未来的恐惧和不安。但是，这位年轻的母亲并没有放弃，她四处求医，想要找到治愈的方法，于是，她找到了我。

　　虽然她的病情不是很乐观，治愈的希望微乎其微。但是经过治疗，她的肺和骨骼上的癌细胞被成功杀灭，就连全身 PET-CT 检查都找不到肿瘤细胞的踪迹。现在她已经完成治疗，进入了随访期，也重新投入到了工作和生活中。

　　其实，晚期乳腺癌患者达到病理学完全缓解（pCR）并且长期存活的案例并不少见，只是现有的资料显示这类患者的整体预后较差，还不能明确哪些患者经治疗会获得意想不到的病情缓解，也没有切实有效的方法可以筛选出能够得到长期疾病控制的人群。

晚期乳腺癌国际共识指南（ABC 指南），美国国立综合癌症网络（NCCN）指南和中国临床肿瘤学会（CSCO）指南中对晚期乳腺癌的建议均为：晚期乳腺癌仍无法治愈，中位总生存期约为 3 年，5 年生存率约为 25％；治疗目的在于延长生存期，控制肿瘤负荷，减少肿瘤相关症状与并发症，并提高生活质量。这些指南存在的共同问题是，都把晚期乳腺癌患者当作一个整体，并没有细化分期和分类。我认为，不应该对所有的晚期乳腺癌患者都使用相同的治疗策略。

休对旧规行旧法，且将新思试新制。美国癌症联合委员会（AJCC）第 8 版分期系统创造了癌症预后分期，这是一次重大的革新。在预后分期中也加入了更多的预后因素，在解剖学 TNM 分期基础上增加了 ER、PR、Her-2、组织学分级这四项生物标志物及基因检测信息，这是对传统分期的完善和补充，使得分期能够更加反映肿瘤的内在本质。

它是怎么反映肿瘤的内在本质的呢？例如：

T1N0M0 患者，临床分期是 Ⅰa 期。按照传统的分期标准，Ⅰa 期属于非常早期的乳腺癌，预后非常乐观。如果患者的分子分型是三阴性的话，预后分期就会上升到 Ⅱa 期。

T3N2M0 患者，临床分期是 Ⅲa 期，分期较高，预后很差，复发风险也高。如果患者的 ER 阳性、PR 阳性、Her-2 阳性，肿瘤生物学分级就为 1~2 级，预后分期就会下降到 Ⅱa 期，治疗效果就会很乐观。

然而，现有的分期并不适合晚期转移性乳腺癌患者，T 分为 T1、T2、T3、T4，N 分为 N1、N2、N3，M 只有 M1。现有晚期乳腺癌患者的分层因素太少，统一分层到 M1 是不足够的。也许我们可以通过转移部位、转移数量、肿瘤负荷进行细化分层，对晚期乳腺癌进行细分。我个人建议，单纯的颈部淋巴结转移或对侧腋窝淋巴结转移在治疗上简单得多，在肿瘤的 TNM 分期中可以单独命名为 M0.5，通过系统治疗后，转移病灶完全缓解的患者可以命名为 MCR，如下表所示。

作者建议的命名方式	
分期	内容
M0.5	颈部淋巴结转移或对侧腋窝淋巴结转移
M1	未经过治疗或寡转移的患者
M2	复发转移或两个脏器被肿瘤侵犯
M3	三个脏器或部位被肿瘤侵犯
M4	中枢神经系统被肿瘤侵犯
MCR	治疗后转移病灶完全缓解

同样地，在解剖学分类基础上增加了 ER、PR、Her-2、组织学分级及多基因检测信息，晚期患者的预后分期能够更加反映转移肿瘤的内在本质。

很多临床研究对晚期乳腺癌患者的治愈已经有了探索和总结。2022 年 1 月 13 日，著名的 Eric Winer 教授在《美国医学会杂志》肿瘤学分册（*JAMA Oncology*）上发表综述"HER-2 阳性转移性乳腺癌的个体化治疗"（Aiming at a Tailored Cure for ERBB2-Positive Metastatic Breast Cancer），针对 Her-2 阳性晚期乳腺癌患者个体化治愈的现状和发展方向进行了系统阐述。

在 CLEOPATRA 研究中，对晚期乳腺癌患者的一线治疗获得了 18.7 个月的中位无进展生存期（PFS）和 57 个月的中位总生存期（OS）。尽管 50% 的患者在 1 年半后复发，但该研究发现一部分患者在一线治疗后长期没有出现疾病复发和进展。随访 8 年后，多西他赛联合曲妥珠单抗和帕妥珠单抗治疗组中有 16% 的患者仍然存活且无疾病进展，无进展生存期曲线达到平台期，获得类似于治愈的长期疾病控制。另外，在 PERUSE 研究中也观察到部分患者长期不复发的情况，1 436 例接受紫杉烷联合曲妥珠单抗和帕妥珠单抗治疗的患者中，约 1/3 的患者在中位随访 5.7 年后无疾病进展。

对晚期患者进行细化分期之后，将一部分本应该强化治疗的患者挑选出来，她们需要的可能不是细水长流的治疗策略，而是加大治疗强度，快速缓解病情，减轻肿瘤负荷，实现疾病的长期控制，从而获得长期生存。

让我们将话题回到文章开头那位 30 多岁的年轻哺乳期乳腺癌患者身上，经过化疗，她的远处脏器转移病灶得到清扫，之后进入随访期。该患者有希望停止治疗，有希望进入平台期，有希望根除恶性肿瘤。站在治疗者的角度，她是晚期乳腺癌患者治愈的起点和曙光。

风起于青萍之末，浪成于微澜之间。无论一个人处于人生的任何阶段，我认为，想做的事情越早开始越好，因为我们不可能同时具备足够的财富、充足的时间和健康的身体。而健康，是如此珍贵，是我们下个人生阶段的通行证，是人们建造理想大厦的基石，我们应尊重之，珍惜之。因此，面对疾病，我们应永怀希望，才能使枯木逢春。